皮肤病经方医案存真

欧阳晓勇 主编

中国健康传媒集团

中国医药科技出版社

内容提要

本书医案是作者从每年诊治的上万人次患者中，收集较完整的医案139例，涉及40种皮肤病，不求齐全，但求真实。本书推崇回归中医经典，以经方立规范、古为今用；全书体现"证病兼辨，首辨阴阳，谨守病机，因人制宜，表里同治，针药并施"的临床主线，追求医案"理、法、方、药、量、效、真、益"的统一。本书适用于中西医临床医师、医学院校师生及科研工作者使用。

图书在版编目（CIP）数据

皮肤病经方医案存真 / 欧阳晓勇主编 . —北京：中国医药科技出版社，2021.2
ISBN 978-7-5214-2319-8

Ⅰ.①皮… Ⅱ.①欧… Ⅲ.①皮肤病—经方—汇编 ②皮肤病—医案—汇编
Ⅳ.① R289.2 ② R275

中国版本图书馆 CIP 数据核字（2021）第 012473 号

美术编辑 陈君杞
版式设计 南博文化

出版　**中国健康传媒集团** | 中国医药科技出版社
地址　北京市海淀区文慧园北路甲 22 号
邮编　100082
电话　发行：010–62227427　邮购：010–62236938
网址　www.cmstp.com
规格　710 × 1000mm $^1/_{16}$
印张　8 $^3/_4$
字数　179 千字
版次　2021 年 2 月第 1 版
印次　2024 年 2 月第 4 次印刷
印刷　三河市万龙印装有限公司
经销　全国各地新华书店
书号　ISBN 978-7-5214-2319-8
定价　**39.00 元**

获取新书信息、投稿、
为图书纠错，请扫码
联系我们。

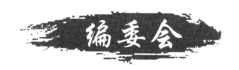

編委會

前言

素以为，著书是天大的事情。

坐坛讲学，宏论微言，偏倚之测，古难衡之。若论体系之完整描述，断尔非书不能至。追史往今，先著书方可立说一事屡试不爽。然古人之著就，不可不谓艰难。且无论思虑耗神之累，单就刻简书帛、泥模木字之工，便足以浩杂纷繁。至于简脱帛毁、辗转失所之类，更是司空见惯。故而，吾辈可阅之古书，无不弥足显贵而自珍。久之，著书传书遂成处灵兰秘室所为之郑重庄严的天大事情。

今朝科技昌明，复不为繁琐之苦；世人视写作如反掌之易，新知学说蜂拥而出。然细究其深，传抄引用、泛泛而论者不在少例。虽言守旧易而立新难，为书而书则不免有沽名之疑。愚不敏，遂妄自思忖，今人欲刊佳作，其篇谋、其理探、其处方必更难于前代。仓促草就之作，于人于己，于业于世，恐皆难堪效。

精血存内，化生神气，而发肌肤玄府于外，人得以观之、察之、赞之、哀之。皮肤毛发，虽受之父母，亦赖后天滋养濡润。凡有疾之病之，其痒肿漫布之苦，非所得之人不能亲验。脏腑之气血盛衰与人命之系，世人遍晓，然凡此器官，若无皮毛所覆，外邪戾毒，悉可长驱直入。俗谓皮之不存，毛将焉附；吾言皮毛不存，何论脏腑。况当下富足盛景，人皆以肤美发顺为荣，以纹斑疹痣为羞，昔皮毛小科而今泱泱大观，吾浸淫其间，深以为然。

夫皮毛之治，不独见证识病，非兼收并蓄、勤求幽冥而不能明辨标本。况为疾是病，迁延缠绵，苦患困医，非悉心探究、旁征博引而不能竟收全功。愚悬壶三十载，持秉圣训，谨言慎行。不求旺达于同道，但奉学问之小心。虽偶获小得，亦必二三斟酌，古今钩沉，上不辱先师恩传，下不愧后辈谬承，粗以守形，道法守神，若世人谓吾略通皮毛，甚有荣焉。汉有淳于意著《诊籍》二十五篇，首创中医医案学以述针药得失；清有余听鸿《外科医案汇编》七百则，分论外科学以彰名家宏论；今有若水斋人《皮肤病经方医案存真》百余篇，微言皮肤科以承中医道统。《素问》曰"故知其要者，一言而终，不知其要，流散无穷"，诚是也。

若水斋人己亥年春月于若水斋

目录

第一章　病毒性皮肤病

第一节　单纯疱疹

单纯疱疹，属于中医学"热疮"范畴，是由单纯疱疹病毒感染所致的病毒性皮肤病；其临床特点为好发于皮肤黏膜交界处的簇集性小水疱，有自限性，易反复发作。

一、邪郁少阳，枢机不利

案　姚某，女，39岁，左耳郭、颈部、鼻旁反复出现红斑、水疱，伴渗出、糜烂1个月，于2018年11月9日就诊。

1个月来无明显诱因感左侧耳郭、颈部、鼻旁散在单发性丘疹、水疱，伴渗出、结痂，自觉皮疹处瘙痒、疼痛，时感左侧偏头痛，偶有盗汗，口苦，纳可、眠差，二便调。舌质红，苔薄黄，脉弦。

[诊断] 单纯疱疹。

[辨证治法] 证属邪郁少阳，少阳枢机不利。治宜和解少阳。

[处方] 小柴胡汤加味：柴胡15g，天花粉30g，潞党参30g，炙甘草10g，黄芩15g，干姜10g，大枣15g，石菖蒲15g，贯众30g，煅磁石15g，全蝎15g。3剂，每2日1剂，水煎服。

二诊：2018年11月16日，患者皮疹消退，要求巩固治疗，遂再予上方3剂。

按语：①本病患者患病部位在左侧，属少阳经循行部位，邪郁少阳，不通则痛，故见左侧偏头痛。②皮损呈单发性丘疹、水疱，伴渗出、结痂，自觉皮疹处瘙痒、疼痛，舌质红，苔薄黄为湿热之邪郁于肌表；少阳枢机不利，口苦、纳差为少阳病证候。③方选小柴胡汤，方证对应：小柴胡汤为和解少阳之主方，柴胡证但见一症便是，不必悉具，故可与之。④方中加入石菖蒲、贯众、煅磁石、全蝎。石菖蒲辛烈疏通，开隧窍瘀阻，逐经络湿痹，治耳目聩聋，散痈疽肿痛；贯众清热渗湿、解毒；煅磁石除烦躁、消肿毒；全蝎燥湿祛风，以促进皮损愈合。

二、少阳不和，血热风燥

案　杨某，女，29岁，左侧嘴角反复起红斑、水疱伴糜烂2年，于2018年9

月30日初诊。

2年来无明显诱因左嘴角反复出现红斑、丘疹，继而出现水疱，水疱溃破后皮损渐渐扩散成糜烂、结痂，曾多次至外院就诊，予擦药膏处理（具体不详），皮损可间断好转，但易发作。近2周来无明显诱因上述症状再发并加重。

现症见：左侧嘴角局部皮肤红斑，表面部分结痂，留色素沉着，边缘部分有水疱，部分糜烂，少量渗出，皮损大小约4cm×4cm，稍感疼痛，瘙痒不剧烈，伴口干，无口苦，纳眠可，大便3~4日一行，小便可。舌质红、苔薄黄、脉弦。

[诊断] 复发性单纯疱疹。

[辨证治法] 证属少阳不和，血热风燥。治宜和解少阳，凉血祛风。

[处方] 小柴胡汤加味：柴胡15g，天花粉30g，潞党参30g，炙甘草10g，黄芩15g，干姜10g，大枣15g，丹皮15g，紫草30g，萹蓄15g，防风15g。3剂，每2日1剂，水煎服。

1周后复诊，诉其服药3剂后皮疹消退。

按语： 本病例中皮损位于左侧嘴角，身侧为病在少阳，舍弃常规思维，循经辨证，体侧属少阳，为少阳不和之证，方予小柴胡汤和解少阳，口干去半夏加天花粉30g，乃法仲景《伤寒论》第96条："若渴，去半夏，加人参合前四两半，栝楼根四两。"以生津止渴，入萹蓄以收敛水湿，再加紫草、牡丹皮以凉血活血，防风以祛风止痒，用"和法"疗皮肤病。以达"和解少阳、治风先治血，血行风自灭"，配合外治法以促皮损愈合。

第二节　带状疱疹

带状疱疹属中医"蛇串疮"范畴。带状疱疹是由潜伏在体内的水痘–带状疱疹病毒再激活引起的一种皮肤疾病。常伴显著的神经痛。部分人群皮疹消退后仍遗留不同程度的神经痛。带状疱疹后神经痛的发生与年龄、疱疹发作面积及部位、罹患基础疾病等多因素相关。年龄大于60岁、疱疹面积大、头面部带状疱疹，合并心、脑血管及糖尿病等基础疾病者常伴神经痛，病情迁延不愈。

一、风寒湿痹

案　林某，女，71岁，右上肢起皮疹伴疼痛3天。于2018年10月29日初诊。

3天前因劳累后右上肢出现点片状淡红斑，红斑基础上可见少量簇集水疱，伴手关节阵发性疼痛，遂来就诊。

现症见：右上肢散发点片状淡红斑，红斑基础上可见少量簇集水疱，伴手关节阵发性疼痛，无口干口苦，乏力，纳眠尚可，二便可。舌质淡，苔白腻，脉弦紧。

[诊断] 带状疱疹。

［辨证治法］证属风寒湿痹。治宜祛风散寒除湿，通阳行痹止痛。

［处方］桂枝芍药知母汤加减：桂枝20g，赤芍15g，炒知母15g，麻黄15g，白术30g，防风15g，干姜15g，炙甘草10g，黄芪50g，当归10g，姜黄15g，制附子60g（配方颗粒4袋）。3剂内服，2日1剂。

［外治］予夹脊穴穴位注射1次，同时予"青鹏软膏"外擦，每日3次。

二诊：2018年11月5日，患者诉经上述治疗后，自觉疼痛减轻三分之二，乏力改善，口稍干，纳眠可，二便调，舌质红，苔薄黄，脉弦细。诊断同初诊，结合舌、脉、症，可知其寒湿渐除，阳气渐复，为防辛散药物伤阴，上方加乌梅20g以养阴生津。3剂内服，2日1剂。外治同上。

按语：《金匮要略·中风历节病脉证并治第五》："诸肢节疼痛，身体尪羸，脚肿如脱，头眩短气，温温欲吐者，桂枝芍药知母汤主之。"本案患者劳逸失宜，耗伤气血，故出现乏力，外加风寒湿邪外袭，致风寒湿阻关节，阳气内痹，故而出现红斑、水疱、关节疼痛等症。舌质淡，苔白腻，脉弦紧，均为风寒湿痹之征象。故予"桂枝芍药知母汤"加减，桂枝治风，麻黄治寒，白术治湿，并且防风佐桂，附子佐麻黄、白术行药势，芍药、干姜、甘草调和营卫，知母引诸药祛邪以治历节，合以当归补血汤调补气血，姜黄引药达上肢。两方相合，气血调畅、营卫通达，令风寒湿邪得除而病愈。

二、少阳不和，胃中津伤

案 雷某，女，58岁，右胁肋、腰部出现红斑、水疱伴疼痛1周。

患者平素体健，1周前劳累后出现右胁肋、腰部针刺样疼痛，继之疼痛部位出现鲜红斑、水疱，簇状分布，皮疹不融合，至院外就诊，诊断为带状疱疹，予以"阿昔洛韦""甲钴胺""加巴喷丁"等口服，水疱部分干涸结痂，仍觉疼痛，今为求进一步治疗而来诊。患病以来，患者精神尚可、睡眠因疼痛差、食欲差，偶有心烦，口干欲饮，饮后渴解，二便调。舌质红，苔薄黄，脉弦。

［诊断］带状疱疹。

［辨证治法］证属少阳不和，胃中津伤。治宜和解少阳，养阴生津。

［处方］小柴胡汤加减：柴胡15g，潞党参30g，炒黄芩15g，生甘草10g，干姜10g，大枣15g，天花粉30g，牡蛎20g，桔梗15g，蜈蚣2条。3剂，每2日1剂，水煎服。

二诊：6天后，水疱全部结痂脱落，红斑完全消退，自述疼痛缓解，局部稍有瘙痒，精神可，食欲较前好转，口干欲饮，饮后渴解，无口苦及心烦，睡眠好转，二便调。舌质红，苔薄少津，脉弦。予以上方加天冬20g，麦冬20g，2剂。巩固治疗。

按语：患者系中老年女性，于劳累后出现皮疹，右胁肋、腰部，为肝经循行部位，伴食欲差，心烦，口干欲饮，饮后渴解症状，舌质红，苔薄黄，脉弦，为少阳经气不利，郁而化热，胃中津伤之象，予以小柴胡汤去半夏加天花粉，加咸寒质重之牡蛎平肝潜阳、重镇安神；桔梗，《神农本草经》云其"味辛，微温，主胸胁痛如刀刺"，有解毒排脓之功，以助红斑、水疱消退；蜈蚣性善走窜，开瘀解毒，通络定痛之功甚著。二诊患者皮损消退，心烦缓解，食欲好转，仍口干明显，效不更方，予以上方加天冬、麦冬以养阴生津而愈。

三、少阳不和，气滞血瘀

案 邹某，女，54岁，右侧头部、眼部色沉斑，结痂伴疼痛20天，于外院住院治疗1周后，疱消疼痛不止，于2014年12月29日至我科就诊。诊见右侧头部大片状色沉斑，上覆大量结痂，右眼红肿无法睁开，因疼痛剧烈而难寐，情绪焦虑。舌质淡，苔薄黄，脉弦细。

[诊断] 带状疱疹。

[辨证治法] 证属少阳不和，气滞血瘀。治宜和解少阳，活血化瘀。

[处方] 小柴胡汤加减：柴胡15g，潞党参30g，炒黄芩15g，生甘草10g，干姜15g，大枣15g，法半夏15g，川芎30g，怀牛膝60g，桔梗30g，制乳香10g，制没药10g，紫草30g，蔓荆子15g，蚕沙10g，蜈蚣2条（研末吞服），全蝎5g（研末吞服），3剂，每剂服用2天。

二诊：2015年1月4日，诉疼痛较前缓解，眼睛可适当睁开，仍眠差。在原方中加龙骨20g，牡蛎20g，栀子15g，仍3剂。

三诊：2015年1月10日，诉疼痛缓解明显，偶有刺痛，夜睡4~5小时，眼睛基本恢复正常。

[处方] 改方为补阳还五汤加川芎30g，怀牛膝60g，桔梗30g，柴胡15g，天麻10g，蔓荆子15g，元胡15g，蜈蚣2条（研末吞服），全蝎5g（研末吞服）。

四诊：时无明显疼痛，寐安，守上方3剂巩固疗效。

按语：患者为老年人，脏腑之气渐衰，中气不足，外卫不固，邪气侵袭，郁于肌肤，血行不畅，凝而为瘀，其病机应属本虚标实。初诊时根据发病部位循经选方，加入刘复兴教授治疗头痛常用药对川芎、怀牛膝且加大剂量；桔梗、制乳香、制没药行气化瘀止痛；因患者焦虑劳神太过，暗耗心阴，恐虚火上炎，心失所养予紫草凉血宁心，从"心火"调治。蔓荆子引药归经，蚕沙针对眼疾，蜈蚣、全蝎通络解毒相伍为用。因心主神明，神明宜静，带状疱疹患者疼痛剧烈，情志多不调，或烦躁或抑郁，甚者夜不能寐，故在复诊时加入龙骨、牡蛎、栀子解郁除烦、重镇安神，从"心血"和"心神"来论治痛证；三诊时患者刺痛明显，是因疾病后期多虚多瘀，即所谓"不荣则痛"。故方选补阳还五汤加减，补气以活血，符合《内经》"虚则补之"，通过补虚泻实而调畅气血，疼痛自止。

四、少阳不和，气滞血瘀

案 陈某，男，75岁，右上肢疼痛6天，起皮疹2天。于2016年6月6日就诊。

诊见：自觉右上肢及右侧头部疼痛剧烈，右上肢散在片状红斑，上被簇集粟粒大小丘疹及水疱，皮损过腕达掌，疱群间间隔正常皮肤，体温在38.5℃左右波动，无汗，口干喜饮，口苦，偶感头晕胸闷，纳可，寐不安，大便干，小便调，舌暗红，苔薄白，脉弦细。

[诊断] 带状疱疹。

[辨证治法] 证属少阳不和，气滞血瘀。治宜和解少阳，活血化瘀。

[处方] 小柴胡汤合活络效灵丹加减：柴胡30g，黄芩15g，潞党参30g，干姜15g，大枣15g，炙甘草10g，当归15g，丹参30g，制乳香10g，制没药10g，桑枝30g，姜黄15g，川芎30g，怀牛膝60g，全蝎5g。予3剂，每剂2日，1日2次，冷水煎服，每次服250ml。

二诊：皮损大部分消退结痂，头痛缓解，体温正常，口干、口苦减轻，但右臂疼痛仍明显，以手腕及手掌部为重，因手腕部活动受限，导致局部皮肤轻度萎缩。

[处方] 遂更方为柴胡桂枝汤加减：柴胡15g，黄芩15g，潞党参30g，干姜15g，大枣15g，桂枝15g，炙甘草30g，白芍60g，制乳香10g，制没药10g，桑枝30g，姜黄15g，全蝎10g，蜈蚣2条。予3剂，每剂2日，1日2次，冷水煎服，每次服250ml。

三诊：皮损基本消退，局部留有色素沉着，疼痛明显缓解，余症无特殊。继续予3剂巩固疗效。

按语： 本案辨证属三阳合病，治从少阳。发热、无汗此太阳表实未解；口苦、脉弦细、头痛为邪入少阳；口干欲饮、大便干乃兼入阳明。《伤寒论》中曰："伤寒脉弦细，头痛发热者，属少阳。"此案即以少阳为主，故以小柴胡汤和解为法，据原文"若渴，去半夏，加人参，合前成四两半，栝楼根四两"故去半夏，加天花粉；合活络效灵丹活血化瘀，行气止痛；桑枝、姜黄引药达经走上肢；川芎30g，怀牛膝60g为治疗头痛经验药对，临床中应用如鼓应桴；全蝎通络止痛。二诊时患者以手腕及手掌部疼痛为剧，故合桂枝汤，以达指节末端，加芍药甘草汤调和气血，解痉止痛，黄芪益气生肌，加蜈蚣2条，取其"内而脏腑，外而经络，凡气血凝聚之处皆能开之。性有微毒而专善解毒，凡一切疮疡诸毒皆能消之"之功。

五、气虚血瘀

案 杨某某，男，69岁，左胸背起疹伴疼痛20余天。于2016年7月25日就诊。患者诉20余天前劳累后，发现左胸背部出现水肿性红斑、丘疹、水疱伴疼痛，至当地医院就诊，予抗病毒及对症治疗，皮疹明显好转，但仍自觉疼痛剧烈，遂来诊。患者诉神疲乏力，无口干、口苦，二便调，舌暗，苔薄白，脉细。

[诊断] 带状疱疹。

[辨证治法] 证属气虚血瘀证。治宜益气活血，通络止痛。

[处方] 补阳还五汤加减：生黄芪50g，当归10g，川芎15g，赤芍30g，桃仁15g，红花10g，八角枫10g，昆明山海棠15g，制乳香10g，制没药10g，蜈蚣2条，全蝎5g，3剂，水煎服，日服2次，2日1剂。

[外治] 消炎止痛散3剂，煎水外敷，日2次，2日1剂。

二诊： 1周后复诊诉疼痛明显减轻，神疲乏力改善。

按语： 患者年老体弱，且病前劳累致气虚血瘀，气血经脉不通，"邪之所凑，其气必虚"。在带状疱疹后期，病去正气受损、邪毒留滞，损伤脉络，瘀血阻滞，不通则痛。故气虚为本，血瘀为标，方选补阳还五汤加减。方中重用黄芪以补气生血，运血固表；当归养血和营，活血通络；赤芍、川芎、桃仁、红花以补血活血祛瘀；八角枫、昆明山海棠通络止痛；制乳香、制没药理气活血止痛；蜈蚣、全蝎以解毒通络止痛。

第三节　带状疱疹后神经痛

一、少阳不和，气郁化热

案 查某，女，67岁，左腰腹部皮疹伴疼痛2个月余。于2018年3月27日初诊。

患者2个月前劳累后左腰腹部出现片状红斑，红斑基础上簇集针尖至绿豆大小水疱，伴针刺样疼痛，至当地医院就诊，诊断为"带状疱疹"，予抗病毒、营养神经等治疗后，水疱全部干涸结痂，疼痛稍好转。2个月来自觉左腰腹部时时作痛，呈阵发性针刺样疼痛，遂来诊。

刻下症见：左腰腹部片状色素沉着，呈带状分布，不超过中线，伴阵发性针刺样疼痛，心烦易怒，时口干、口苦，纳可，眠差，二便调。舌质暗红，苔薄白，脉细弦。

[诊断] 带状疱疹后神经痛。

[辨证治法] 证属少阳不和，气郁化热。治宜和解清热，镇惊安神。

[处方] 柴胡加龙骨牡蛎汤加味：炒柴胡15g，黄芩15g，潞党参30g，法半夏15g，干姜10g，大枣15g，龙骨20g，牡蛎20g，煅磁石30g，大黄10g，桂枝15g，茯苓20g，桔梗15g，全蝎5g，王不留行15g。3剂，每2日1剂，水煎服。

[外治] 夹脊穴穴位注射3次，每日1次。

二诊： 2018年4月2日。患者经上述治疗后，疼痛明显缓解，心烦易怒缓解，睡眠明显改善，纳可，二便调。效不更方，因患者诉时感胃脘不适，有梗塞感，上方去王不留行，加炒枳实30g，炒白术15g。继续巩固治疗。

按语：患者被带状疱疹引起的后遗神经痛所困扰，情绪不佳，心烦易怒，时口干、口苦，眠差，舌质暗红，苔薄白，脉细弦，皆属于少阳枢机不利，气郁化热，入血扰神而致。

柴胡加龙骨牡蛎汤载于《伤寒论》107条，曰："伤寒八九日，下之，胸满烦惊，小便不利，谵语，一身尽重，不可转侧者，柴胡加龙骨牡蛎汤主之。"主要抓住三点：胸胁苦满、神志受扰、烦躁易怒。本方是在小柴胡汤方基础上去甘草，加龙骨、牡蛎、铅丹、大黄、茯苓、桂枝而成，意在和解少阳，镇惊安神。方中柴胡、黄芩、桂枝和里解外，以治寒热往来；龙骨、牡蛎、铅丹（替换为煅磁石）重镇安神，以治心烦躁扰；半夏、生姜和胃降逆；大黄可泻里热；茯苓安心神，利小便；潞党参、大枣益气养营，扶助正气。原方基础上加桔梗，可治胸胁痛如刀刺；加王不留行以活血通经止痛，全蝎以通络止痛。

二、邪郁少阳，气滞血瘀

案　方某某，男，56岁，左胁肋部疼痛半年。于2017年12月7日初诊。

半年前因劳累后出现左胁肋部疼痛，继之疼痛部位出现簇集水疱，呈条带状分布，于当地医院就诊，诊为"带状疱疹"，予"抗病毒、营养神经、止痛"等治疗（具体药物、药量不详）后，疱消痛不止，故来诊。

现症见：左胁肋部疼痛，呈针刺样痛，此起彼伏，不得近衣被，痛甚时头晕欲呕，自觉皮损区阵阵发热，热则痛甚。伴食欲不振，口苦，胸满胁闷，纳稍差，眠尚可，二便调。舌暗红，苔薄黄，脉弦细。

[诊断] 带状疱疹后神经痛。

[辨证治法] 证属邪郁少阳、气滞血瘀。治宜和解少阳、活血化瘀。

[处方] 小柴胡汤加味：生柴胡25g，黄芩15g，潞党参30g，甘草10g，法半夏15g，生姜15g，大枣10g，旋覆花15g，茜草15g，桔梗15g，蜈蚣2条（另包），全蝎5g（另包）。3剂，每2日1剂，水煎服。

二诊：2017年12月15日。自述疼痛较前减轻，疼痛频率减低，皮损区发热感仍存，口苦减轻，舌暗红，苔薄黄，脉弦细。上方续服2周。

三诊：2017年12月29日。自述疼痛明显减轻，皮损区发热感稍减轻，食欲增加，无口苦，舌暗红，苔薄黄，脉弦细。上方加石膏50g，继服3剂巩固治疗。

按语：辨证思路如下。①首辨六经：少阳之为病，口苦，咽干，目眩。少阳枢机不利，浊邪循手少阳经上扰，故口苦、头晕目眩；②次辨方证：《伤寒论》："伤寒五六日，中风，往来寒热，胸胁苦满，默默不欲饮食，心烦喜呕，或胸中烦而不呕，或渴，或腹中痛……小柴胡汤主之。"但见一症便是，患者疼痛此起彼伏乃是往来寒热的延伸，加之食欲不振，痛则欲呕诸证属方证对应。

③循经辨证：手少阳三焦经分布于胸中，散络于心包；足少阳胆经下胸中，贯膈，络肝，属胆，循胁里。患者起病于左胁肋部，位于少阳经循行部位。④八纲辨证：身前属阴，身后属阳，表为阳，里为阴，身侧属半表半里；因劳累起病，血弱气尽，病性属虚；皮损处阵阵发热，热甚痛甚，病偏热。治法：病发于左侧胁肋，少阳枢机不利，则左右、上下及表里的阴阳，气血失衡。故应采用"和解法"，以小柴胡汤"疏气转枢为先，调气以理顺表里上下失畅之机，佐温清消补，以对治寒热虚实并发之势，兼通八法变化，以应付病位因机兼夹之证。"方解：柴胡味苦微寒，少阳主药，以升阳达表为君；黄芩苦寒，以养阴退热为臣。半夏辛温，健脾和胃，散逆气而止呕；潞党参、甘草补气和中，使木不克土。邪在半表半里，则营卫争，表属卫，里属营，故用姜枣辛甘和营。旋覆花、茜草源自《伤寒论》旋覆花汤变方，取其疏肝通络、散结行瘀之意。桔梗，《神农本草经》曰："主胸胁痛如刀刺，腹满，肠鸣幽幽，惊恐悸气。"蜈蚣、全蝎入足厥阴肝经，通络止痛。三诊加石膏除腹中坚痛，解肌热。

三、气血痹阻

案 董某，男，70岁，左足带状疱疹后神经痛4个月，于2018年10月21日就诊。

现症见：左足暗红色素沉着斑，呈带状分布，纳眠稍差，二便尚可。舌红夹瘀，苔黄厚腻，脉细滑。

[诊断] 带状疱疹后神经痛。

[辨证治法] 证属气血痹阻。治宜益气活血，化瘀止痛。

[处方] 黄芪桂枝五物汤合四味健步汤加味：黄芪15g，桂枝15g，白芍15g，大枣15g，生姜30g，赤芍30g，丹参20g，炒川牛膝30g，石斛30g，三棱15g，莪术15g，路路通5g。3剂，每2日1剂，水煎服。

[外治] 双侧耳穴压豆加双侧耳尖放血。

二诊：2018年10月26日，疼痛较前减轻，在上方基础上加伸筋草15g，祛风除湿、舒筋活血，继服3剂。

三诊：2018年10月30日，疼痛明显好转，患者脉沉，在上方基础上加细辛9g，肉桂10g，温阳通络止痛，继服3剂巩固。

按语：患者病程4个月，"久病必虚、久病必瘀"，用药时结合舌脉考虑其有"气虚血瘀"的一面。黄芪桂枝五物汤出自《金匮要略》，以黄芪为主入太阴，补气固表，佐以大枣固中；以桂枝温通少阴心阳，佐以生姜；以芍药入营理血。全方可入太阴健脾益气，入少阴养血活血。本方是桂枝汤之变方，即由桂枝汤去甘草倍生姜加黄芪而成，用桂枝汤调和营卫，畅行气血。去甘草之壅滞，倍生姜加黄芪，目的在于走表益卫，通阳逐痹，即《内经》所谓"阴阳形气俱不足，勿取以针，而调以甘药"之意。临床上，凡营卫不调，气血痹阻之证，皆可使用本方。四味健步汤乃南京中医药大学黄煌教授之方，临床上不仅可以用于治疗糖尿病足，也可以用于治疗其他疾病所致之血瘀证的腿痛。该方由芍药、怀牛膝、丹参、石斛组成，主要用来治疗下肢疼痛为特征的血瘀性疾病，其作用部位以血管为主。芍药是经方芍药甘草汤的主要药物，《伤寒论》用芍药甘草汤来治疗"脚挛急"，药后"其脚即伸"，《朱氏集验方》将此方治疗不能走路，改方名"去杖汤"。《神农本草经》载芍药能"除血痹……止痛"。怀牛膝，《神农本草经》有"主寒湿痿痹，四肢拘挛，膝痛不可屈伸"。石斛，《神农本草经》亦说能"除痹"，四药合用治疗脚弱腰痛的病症，用在此处切中病机，且正对病位，一举两得。一诊时加三棱、莪术破血行气、逐瘀止痛，加路路通以通络止痛；二诊时加伸筋草祛风除湿、舒筋活血止痛；三诊加细辛、肉桂通阳行痹止痛。所用之方药皆对准"痛"之主症，既兼顾其"不荣、不通"之病机，又兼顾其病位，且随诊时，"观其脉证、知犯何逆、随证治之"，用处方药有理有据，故收效甚好。

四、气虚血瘀

案 王某，女，63岁，右侧腹部、腰背部阵发闪电样疼痛2个月。于2018年8月3日初诊。

2个月前劳累后右侧腹部、腰背部出现红斑、水疱，排列成带状，皮疹未超过前后中线，局部刺痛难忍，当地诊所诊断为"带状疱疹"，予抗病毒治疗（具体用药不详）后皮疹消退，但仍感右侧腹部、腰背部疼痛，为阵发闪电样疼痛，放射到附近部位，痛不可触，懒言少动。

现症见：右侧腹部、腰背部阵发闪电样疼痛，痛不可触，局部皮肤可见色素沉着。纳眠差，二便正常。舌质暗，苔白，脉沉细涩。

［诊断］带状疱疹后神经痛。

［辨证治法］证属气虚血瘀。治宜补气活血，通络止痛。

［处方］补阳还五汤合麻黄细辛附子汤加减：黄芪50g，当归10g，赤芍30g，川芎15g，桃仁10g，红花5g，地龙10g，麻黄10g，细辛6g，蜈蚣2条，全蝎5g，制附子60g（配方颗粒4袋）。3剂，每2日1剂，水煎服。配合夹脊穴穴位注射。

二诊：2018年8月10日。疼痛好转90%，大便2~3日1次，舌红，苔薄白，脉细缓，守上方加瓜蒌仁40g。

按语：该例患者根据舌脉象及病变部位、症状辨证为气虚血瘀证，予《医林改错》之补阳还五汤与《伤寒论》之麻黄细辛附子汤合用：重用生黄芪补气生血；当归、赤芍、桃仁、红花、川芎补血活血；因患者懒言少动，脉沉细涩，加麻、辛、附温经解表；地龙、蜈蚣、全蝎通经活络止痛。二诊时患者疼痛大减，但有大便难之症，加瓜蒌仁一味药，既能润肠通便，又可辛润通络。配合夹脊穴穴位注射，夹脊穴穴位注射治疗本病有很好的疗效，可止痛、促进疱疹吸收和结痂，缩短病程。

本案经方与时方结合、内外合治、标本兼顾、针药结合，在治疗中体现了中医的整体观，疗效显著。

五、肝胃虚寒

案 王某，女，43岁，带状疱疹后疼痛3个月余。于2018年6月19日初诊。

患者平素体健，3个月前无明显诱因出现右上肢、右肩部位刺痛，继之疼痛部位出现淡红色水疱，簇状分布，皮疹不融合，遂到当地皮肤科住院诊治，经予抗病毒、营养神经、止痛对症的中药及针灸治疗后皮疹消退后出院，出院后疼痛症状反复，为右上肢、右肩部针刺样疼痛，遇寒则甚，伴头痛欲吐。患者患病以来，精神、食欲较差，因疼痛夜间睡眠差，大便3日一行，小便调。舌质淡红，苔薄白，脉弦紧。

[**诊断**] 带状疱疹后神经痛。

[**辨证治法**] 证属肝胃虚寒。治宜温中散寒，通络止痛。

[**处方**] 吴茱萸汤加味：吴茱萸15g，潞党参30g，大枣15g，干姜10g，大黄10g，附片30g，细辛6g，蜈蚣10g。3剂，每2日1剂，制成配方颗粒剂冲服。

二诊：2018年6月24日。患者诉右上肢疼痛及头痛减轻，无恶心呕吐，舌质淡红，苔白腻，脉沉细。辨证属阳虚水泛，处真武汤合小柴胡汤加减。

处方：附片30g，干姜20g，白芍30g，炒白术15g，茯苓30g，柴胡25g，法半夏15g，潞党参15g，甘草10g，黄芩15g，大枣10g，土茯苓50g，全蝎10g。配方颗粒3剂，开水冲服，每日2次，2日1剂。

三诊：2018年6月29日。右上肢及右肩部疼痛明显减轻，舌质淡红，苔薄白，脉细紧。患者水湿之象减轻，仍有疼痛，予附子汤加减，温经助阳，散寒止痛。

处方：附片60g，干姜20g，白芍30g，白术30g，潞党参30g，茯苓30g，片姜黄15g，桑枝20g，伸筋草15g，鸡血藤30g，石膏50g，柴胡25g，全蝎10g，地龙10g。配方颗粒3剂，水冲服，每日2次，2日1剂。

四诊：2018年7月6日。患者右上肢疼痛转为酸胀，自觉局部瘙痒，左侧头痛，连及目痛，大便已4天未解，无腹胀，小便调。舌质淡，苔白微腻，脉细弦。上方去石膏、鸡血藤、地龙；加青葙子清肝明目，吴茱萸散寒止痛，土茯苓解毒除湿。

处方：附片60g，干姜20g，白芍30g，白术30g，潞党参30g，茯苓30g，片姜黄15g，桑枝20g，伸筋草15g，柴胡15g，全蝎10g，吴茱萸10g，青葙子15g，土茯苓50g。配方颗粒3剂，水冲服，每日2次，2日1剂。

五诊：2018年7月13日，患者右上肢疼痛及目痛缓解，觉局部瘙痒，右肩疼痛，大便干，2~3日一行，无腹胀，无便意。小便调。患者目痛缓解，处方去青葙子，重加牛蒡子通便泄热，兼制姜附之热；加木瓜舒筋祛湿，桑椹滋阴补血、柔肝舒筋。

处方：川附片60g（先煎），干姜20g，白芍30g，炒白术30g，潞党参30g，茯苓30g，片姜黄15g，桑枝20g，伸筋草15g，全蝎10g，制吴茱萸10g，土茯苓50g，炒牛蒡子30g，木瓜15g，桑椹20g。

按语：本例患者症状、体征、舌脉均为虚寒之象，故投以温阳散寒之品收效甚佳。综观5次就诊处方，温阳散寒贯穿其中。首诊以吴茱萸汤散肝胃之虚寒，大黄附子细辛汤温阳通便；二诊头痛减轻，无恶心欲呕，有水湿之象，以真武汤温阳利水，小柴胡汤和解少阳；三诊水湿之象减轻，症状好转，以附子汤易真武汤加强温阳散寒之力，合活血止痛通络之品；四诊、五诊据患者症状，守原方微调。前期阳虚兼见邪实，分别温阳散结通便、温阳利水以标本兼治；后期邪去正虚，则以附子汤助阳散寒，佐以舒筋祛湿、滋阴补血之品以扶正补虚而收良效。"谨守病机，无失气宜"，此之谓也。

六、血虚风热

案 季某某，男，89岁，右腰部带状疱疹后疼痛1年余。于2018年3月30日就诊。

1年前，患者出现右腰部红斑、水疱伴疼痛症状，院外就诊，诊断"带状疱疹"，当时予以抗病毒、营养神经、止痛对症处理，皮疹消退，后右腰部疼痛持续未缓解。今为求进一步治疗来诊。现症见：右侧腰部条带状疼痛，绵绵作痛，夜间加重，疼痛位于身体一侧，局部触痛明显，精神差，因疼痛导致夜间睡眠差，食欲一般，大便偏干，2日一行，小便调。舌淡红，苔黄微腻，脉弦细。

〔**诊断**〕带状疱疹后神经痛。

〔**辨证治法**〕证属血虚风热。治宜养血祛风，清热通络。

〔**处方**〕当归饮子加减：川芎15g，当归15g，赤芍30g，地黄30g，荆芥15g，防风15g，炒白蒺藜30g，白鲜皮30g，生牡蛎20g，升麻15g，全蝎5g，千里光15g，3剂。

服药方法：冷水泡药1小时，小火煮沸5~10分钟，饭后半小时服用，每次服150ml，每日2次。

二诊：2018年4月6日。药后疼痛明显缓解，十去其九，精神、睡眠、食欲可，未诉特殊不适，舌质红，苔薄黄，脉细。效不更方，再予3剂。

按语：本例患者年逾八旬，病史较长，绵绵作痛，夜间加重，大便偏干，舌淡，脉细为血虚表现，苔黄示有化热之象，病机总为血虚生热生风，治以当归饮子减黄芪、首乌以养血祛风；加白鲜皮、地肤子清热利湿；加升麻解毒、升阳散火；痛在腰胁，加牡蛎消肝经之痞塞不通；全蝎搜风散结，通络止痛。如是则血虚得养，血热得清，经络得通而疼痛自止。带状疱疹后神经痛之中医治疗，在辨证基础上，尚需虑及"久病多虚""久病多瘀""久病入络"，分清标本虚实，治疗中酌情加用扶正、化瘀、通络药物，方能取得良好疗效。

第四节　疣

　　扁瘊，西医学称为扁平疣，多发病于青年，发病部位一般为颜面或者手背。主要临床表现为：皮损表面光滑，呈淡红色、暗红色或褐色的扁平丘疹，圆形或椭圆形，针头至黄豆大小，散在分布或者，簇集成群，有的互相融合，Koebner现象。一般无自觉症状，偶有瘙痒感，少数患者可自行消退，但也可复发。中医学认为：风热毒邪搏于肌肤，怒动肝火，肝旺血燥，筋气不荣，肌肤不润所致。《外科正宗》记载："枯筋箭乃忧郁伤肝，肝无荣养，以致筋气外发。"

肝郁血虚，风热搏结

　　案　高某某，女，31岁，颜面部散在褐色扁平丘疹2年，加重2周。于2013年3月7日初诊。

　　2年前无明显诱因出现颜面部散在褐色扁平丘疹，伴轻微瘙痒，到某诊所就诊，诊断为扁平疣。予以抗病毒合剂、复方甘草酸苷片口服，阿昔洛韦软膏外擦，颜面部皮损消退过半且无瘙痒感。后1年多来，未予进一步诊治。2周前，无明显诱因出现颜面部褐色扁平丘疹增多，伴明显瘙痒。为求中医诊疗，遂至我科门诊就诊。刻下症见：颜面部褐色或淡、暗红色表面光滑的扁平丘疹，圆形或椭圆形，针头至黄豆大小，簇集成群，右颊部有串珠样损害，瘙痒明显，纳可，烦躁易怒，痛经，二便正常。舌质红，苔薄黄，脉弦数。

　　[诊断]扁平疣。

　　[辨证治法]证属肝郁血虚，风热搏结。治宜疏肝养血，清热解毒。

　　[处方]丹栀逍遥散加减：牡丹皮15g，焦山栀15g，炒柴胡15g，赤芍15g，茯苓15g，薄荷15g（后下），当归15g，贯众15g，马齿苋15g，白芷15g，大红袍15g，马蹄香15g，制香附15g。

　　服药方法：3剂，冷水泡药1小时，小火煮开5~10分钟，饭后半小时温服用，150ml/次，2次/日。

　　配合院内消疣合剂（马齿苋30g，生地30g，丹皮15g，刺蒺藜30g，虎杖15g，生苡仁60g等组成），100ml/次，2次/日。

　　二诊：2013年3月20日。经上述治疗，患者诉皮疹减退大半，瘙痒、烦躁易怒明显减轻，痛经稍有缓解，因感冒稍感咽部不适，无呕吐、泄泻等不适，纳眠可，二便调，舌质淡红，苔薄黄，脉弦细。治疗有效，守上方，加僵蚕10g，继服3剂。

　　按语：本例病机为肝郁血虚，风热搏结。肝喜条达而恶抑郁，肝木不能条达，则失于柔和，以致肝郁血虚；外加风热毒邪搏于肌肤而致疾病发生。治宜疏肝养血，清热解毒。方选丹栀逍遥散加味，疏肝养血，清热解毒。方中丹皮、焦山栀以清血中伏火，焦山栀导热下行；炒柴胡调理肝气，以解郁热；当归养血活血；赤芍归肝经，入肝经血分；炒柴胡、当归、赤芍三者合用柔肝养血，使得肝气条达，气血周流全身而润养肌肤；茯苓健脾益气，使得气血化生有源；薄荷清宣疏散，透达肝经郁热；贯众、马齿苋、白芷清热解毒，治温毒发斑，三者合用，以祛风止痒，清解血分之热毒；患者伴痛经，予以大红袍、马蹄香、炙香附配合丹栀逍遥散疏肝解郁，行气调经止痛。配合院内消疣合剂全方疏肝养血，清热解毒，使得肝气调达，气血上荣于面，热毒得以清透，此方证得法，疾病痊愈。

第五节　传染性软疣

传染性软疣，中医称"鼠乳"，是指生于皮肤之小疣赘。出《诸病源候论》卷三十一。因其状如鼠乳，故而得名。其病多因风邪搏于肌肤，或因肝虚血燥，筋气不荣所致。常发生于颈项及胸背等处。症见初起患处生出粟米大或绿豆大的半球状隆起物，表面可呈蜡样光泽，境界清楚，中央凹陷如脐窝状，呈散在分布，挤之可见豆腐渣样内容物及软疣小体，轻度瘙痒。数目由数个至数十个不等。

风热袭表

案　单某某，男，6岁，患传染性软疣2个月。于2018年9月4日初诊。

患儿家属代诉，2个月前无明显诱因，双下肢出现少许散在半球形丘疹，约米粒大小，呈淡红色，中央有脐凹，微痒；遂至外院就诊，诊断为"传染性软疣"，碘酒消毒后挑破，可挤出白色乳酪样物质，再行外用药（具体药名不详）后，丘疹仍反复发作，并有数个新发丘疹，为求中医治疗，遂至我科门诊就诊。现症见：双下肢散在少许半球形丘疹，略痒，纳眠可，小便调，大便干难解，3~4日一行。舌质红，苔薄黄，脉浮。

[诊断] 传染性软疣。

[辨证治法] 证属风热袭表。治宜辛凉解表，解毒通络。

[处方] 贯防汤加减：贯众20g，防风20g，前胡10g，重楼10g，葛根20g，土牛膝20g，路路通5g，薏苡仁40g，白芷5g。3剂，每2日1剂，水煎服。

[外治] 结合外治挑治法。嘱患者保持局部清洁，以免抓破后自身接种，并应避免继发感染。贴身衣物应及时更换并用热水烫洗消毒处理。

按语：该患儿为6岁儿童，由于营卫失和，腠理不密，复感风邪之毒，搏结于肌肤而发为本病，辨证为风热表证，故选刘复兴验方贯防汤以辛凉解表，解毒通络；结合外治挑治法以达到迅速消除疣体，缩短病程的目的。针药并施，内外合治，本例皮肤病的治疗体现中医的整体治疗观。

第二章　物理性皮肤病

第一节　多形性日光疹

多形性日光疹是皮肤被日光照射而出现的一种迟发性过敏反应。其发病机制不清楚，致病的光谱主要为中波紫外线（UVB），部分患者除UVB外，长波紫外线（VUA）及可见光均可诱发本病。多于春季和初夏发病，以中青年女性好发。临床表现为：日晒后，局部皮肤出现大片水肿性鲜红色斑片，边缘清楚，严重者红斑上可发生水疱或大疱，以及丘疹、结节、色素沉着斑等多种皮损，自觉灼热刺痛。严重者除皮疹外，还可伴有目赤，眼睑肿胀，及发热、头痛、头晕、心悸等全身症状。中医称为"日晒疮"，主要为皮肤腠理不密，外感光热之毒，湿热郁结，内外合邪相搏而致病。

湿热内蕴

案　杨某某，男，63岁，颜面、手部红斑、斑块反复发作3年，日晒后加重2周。于2015年6月7日初诊。

患者诉3年前，因长期暴露于日光下工作，面颈、双手背皮肤出现少许红斑、丘疹伴瘙痒，自擦"糠酸莫米松乳膏"后症状消失。但此后每次日晒，红斑、丘疹伴瘙痒等症状再次发作，先后到多家医院皮肤科就诊，予以"沙利度胺、复方甘草酸苷片口服"、外擦"薇诺娜柔润保湿霜"（其他具体用药不详），症状缓解不明显，皮疹逐渐波及颈部、双手背。2周前，因外出游玩被日光暴晒，症状再次发作并加重，为求进一步中医诊疗，至我科门诊就诊。

刻下症见：面颈、双手背皮肤泛发红斑、丘疹，伴灼热瘙痒，口干苦，纳可，平素喜食鱼鲜厚味食品，眠差，二便调。舌质红，苔黄腻，脉弦数。

［诊断］多形性皮炎。

［辨证治法］证属湿热内蕴。治宜清热利湿，祛风止痒。

［处方］龙胆泻肝汤加减：龙胆草10g，苦参10g，川木通10g，车前子（布包）15g，土茯苓30g，炒黄芩15g，千里光30g，昆明山海棠15g，炒青蒿15g，羌活15g，独活15g，生石膏50g，蜈蚣2条。

服药方法：3剂，冷水泡药1小时，小火煮开5~10分钟，饭后半小时服用，每次服150ml，每日2次。

二诊：患者经上诉治疗后，红斑、丘疹消退，仍感瘙痒，口干、口苦好转，纳眠可，二便调。舌质红，苔黄，脉弦数。清热利湿，祛风止痒之法见效，效不更方，原方继续服用7剂。

三诊：病情稳定，红斑、丘疹消退，瘙痒减轻，口干、口苦好转，纳眠可，二便调。舌质红苔薄黄，脉弦数。加玄参15g，麦冬20g，生地20g以养阴。继服7剂。

按语：患者中年男性，素体热盛，饮食不忌，脾胃功能减弱，过食鱼腥发物，助湿生热，湿热内蕴，疏泄不畅，加之日晒，光热毒邪引发内邪，故见躯干、四肢红斑、丘疹；外感风热毒邪，肌肤瘙痒不适；湿热互结，故病情缠绵不愈；热扰心神，故眠差。舌质红，苔黄腻，脉弦，均为湿热之征。恐清热利湿药太过，疾病后期伤及阴液，故予玄参、麦冬、生地顾护阴液。本病案体现了"清热利湿，首要之法"的运用。方药恰当，湿热之邪得除，则顽疾得除。

第二节　网状青斑

网状青斑是一种由多种原因引起的皮肤局部血液循环失调性血管疾病。以皮肤出现持续性青紫色网状变化为其临床特征。持久的功能性血管改变发展成器质性病变时称为网状青斑血管炎。本病属中医"血瘀证""肢端青紫症"范畴。

寒凝血虚

案　袁某，女，33岁，四肢肢网状青斑4年余。于2018年4月3日初诊。

4年前生产后，四肢出现点片状、网格状暗红色、青紫色斑，无明显瘙痒，自觉冬季时有麻木感，诉平素怕冷，手足厥寒，纳眠尚可，二便调。舌质淡红，苔白，脉沉弦。

[诊断]网状青斑。

[辨证治法]证属寒凝血虚。治宜温经散寒，养血通脉。

[处方]当归四逆汤加吴萸生姜汤加味：当归15g，桂枝15g，白芍15g，通草5g，细辛6g，大枣15g，甘草10g，吴茱萸15g，生姜30g，鸡血藤15g，肉桂20g，丝瓜络5g，路路通5g。3剂，每2日1剂，水煎服。

[外治]穴位埋线一次。

二诊：2018年5月28日，患者经上述治疗后，怕冷缓解，皮疹消退，已不明显，纳眠可，二便调。效不更方，上方去丝瓜络，加麻黄15g，告知患者该病病情重，需长期治疗，嘱其坚持用药。

按语：患者自生产后四肢出现点片状、网格状暗红色、青紫色斑，自觉冬季有麻木感，诉平素怕冷，手足厥寒，舌质淡红，苔白，脉沉细，考虑阳气不足，营血亏虚，寒凝经脉所致寒厥。患者病史较长，病情较重，方选当归四逆汤加吴萸生姜汤，可治久寒、沉寒导致的厥证。方中当归、白芍养血和血；桂枝、细辛温经通脉；甘草、大枣益气健脾养血；加鸡血藤以活血补血；肉桂配桂枝以温肾通阳；丝瓜络、路路通以通经活络。阳化气，阴成形，阴病治阳，本病以温阳化气为治法。网状青斑临床少见，治疗较困难，只要抓住患者主症及病机进行治疗，就有明显的疗效。

第三章　变态反应性皮肤病

第一节　湿疹

湿疹是由多种内外因素引起的真皮浅层及表皮炎症性皮肤病。皮损具有多形性，对称性、瘙痒和易反复发作等特点。湿疹发病病因复杂，是复杂的内外因子引起的一种迟发型变态反应。中医古代文献无湿疹之名，一般依据其发病部位、皮损特点而有不同的名称。发病总因禀赋不耐，风湿热阻于肌肤；或饮食不节，外感风湿热邪，内外合邪，两相搏结，浸淫肌肤；或素体虚弱，脾为湿困，湿热蕴久，耗伤阴血，化燥生风而致血虚风燥，肌肤甲错，发为本病。

一、表寒肺热

案　李某，男，9岁，面颊丘疹、丘疱疹，伴瘙痒1个月，加重2天。于2018年1月5日就诊。

患儿1个月前无明显诱因双面颊出现粟粒大小的丘疹、丘疱疹，伴瘙痒，起初并未重视。2天前感瘙痒加重，经人推荐，遂来就诊。就诊时症状：面颊两侧有粟粒大小的丘疹、丘疱疹，伴瘙痒，发热，咽红，咳嗽，纳呆，睡眠可，二便调。舌质红，苔薄黄，脉弦数。

［诊断］湿疹。

［辨证治法］证属表寒肺热。治宜辛凉宣泄，清肺止咳。

［处方］麻杏石甘汤加味：麻黄9g，苦杏仁9g，甘草6g，石膏24g，鱼腥草15g，浙贝母15g，淡竹叶15g，荆芥15g，防风10g。每日1剂，水煎服。

［外治］黄金万红膏（院内制剂），每日3次。

二诊：1周后，患者诉感冒症状消失，面颊两侧粟粒大小的丘疹、丘疱疹减少，瘙痒减轻，但仍不欲饮食，其舌红少津，苔黄，脉弦数。

［处方］益胃汤加减：北沙参10g，麦门冬15g，冰糖5g，生地黄15g，秦艽10g，珍珠母15g，煅磁石15g，砂仁10g，黄芪15g。继续予院内黄金万红膏外用，每日3次。

继服上方3剂后，患者食欲恢复，未再复发。

按语：患者初诊时除皮损外伴有恶寒发热，咽红，咳嗽，属表寒肺热，诊治时先解其表，用麻杏石甘汤加味。二诊时表证已解，症状减轻，但不欲饮食，舌红少津，考虑其胃阴损伤，故选用益胃汤加减，以甘凉生津，养阴益胃，以求治病求本。

二、风湿热盛

案 陈某，男，48岁，躯干、四肢起红斑、丘疹，伴瘙痒半年。于2018年7月31日初诊。

患者半年前无明显诱因，双下肢起点状红斑、丘疹，瘙痒剧烈，至当地医院就诊，予口服西药、药膏外擦（具体药名、药量不详）后，症状稍好转，但仍有反复。后病情加重，红斑、丘疹稍延及躯干、双上肢，瘙痒剧烈，遂来就诊。刻下症见：躯干、四肢红斑、丘疹，瘙痒剧烈，夜甚，无畏风怕冷，无汗，纳可，眠一般，二便调，舌质红，苔薄黄腻，脉弦数。

［诊断］湿疹。

［辨证治法］证属风湿热盛。治宜养血祛风，清热燥湿。

［处方］消风散全方：荆芥15g，防风15g，蝉蜕5g，火麻仁30g，苦参10g，苍术15g，炒知母20g，石膏60g，牛蒡子15g，川木通15g，当归15g，甘草10g，生地黄30g。3剂内服，2日1剂。配合埋线治疗1次。调护：忌食辛辣、腥臭刺激、菌类、笋子等。

二诊：2018年8月13日。患者诉经上述治疗后，瘙痒明显减轻，皮疹明显消退，纳眠可，二便正常。舌红，苔薄白，脉弦。诊断同初诊，效不更方，3剂内服，2日1剂。外治同初诊。

三诊：2018年9月4日。患者诉食牛肉后，皮疹复发，瘙痒明显，纳可，眠一般，二便正常。舌红，苔黄腻，脉弦。诊断同初诊，中药守上方，加千里光15g，3剂内服，2日1剂。

其后瘙痒明显改善，皮疹消退明显，未再复发。

按语："消风散"为《外科正宗》方："治风湿浸淫血脉，致生疮疥，瘙痒不绝，及大人小儿风热瘾疹，遍身云片斑点，乍有乍无并效。"该患者皮疹红且痒剧，舌红苔腻，脉弦。依据刘复兴教授提出"清热利湿，首要之法""风盛则痒"，故予"消风散"养血祛风，清热燥湿。方中以荆芥、防风、牛蒡子、蝉蜕开发腠理，透解在表的风邪为君药；以苍术之辛苦散风燥湿、苦参之苦寒清热燥湿止痒，川木通淡渗利湿为臣药；以当归和营活血、生地清热凉血、火麻仁养血润燥，石膏、知母增强清热泻火之力，均为佐药；甘草解毒且调和诸药为之使。共奏养血祛风、清热燥湿之功。该患者三诊均予"消风散"，把握住总病机：风湿热三邪相搏，证机不变，故效不更方。第三诊在原方基础上加千里光15g，是增强清热解毒止痒之力。方机对应是临床辨证选方的捷径。

三、外感风寒，里热壅盛

案 王某，男，18岁，全身皮肤泛发皮疹，潮红、瘙痒伴渗出7天，加重伴发热3天。于2017年11月5日初诊。

患者7天前因感冒后出现全身皮肤潮红，皮疹稍高出皮面，有小水疱，融合成片，部分溃破、渗出，瘙痒剧烈，夜间痒甚，影响睡眠，至外院就诊，诊断为湿疹。予"输液、口服头孢类及依巴斯汀"（具体药量不详），症状无缓解，3天前上述症状加重，伴发热，自测体温39℃，查血常规示，白细胞、中性粒细胞均升高。遂来诊，现症见：全身皮肤潮红，皮损融合成片，糜烂渗出，有搔抓痕，伴恶寒、发热，口干咽痛，大便干结难解，小便黄，纳眠差。舌红苔黄欠津，脉滑数。

［诊断］全身泛发型湿疹并发感染。

［辨证治法］证属外感风寒、里热壅盛。治宜解表通里，清热解毒。

［处方］防风通圣散加减：大黄10g，芒硝10g，防风30g，川芎15g，当归10g，白芍30g，薄荷6g，麻黄10g，连翘15g，石膏50g，黄芩15g，桔梗15g，滑石粉（包煎）30g，荆芥15g，栀子15g，白术15g，甘草10g。

［外治］院内消炎止痒散6袋，每次1袋，外洗；院内黄金万红膏外涂。

二诊： 2017年11月10日。服上方3剂后，体温恢复正常，患者全身皮肤潮红明显减轻，瘙痒明显减轻，渗出明显减少，部分结痂，皮肤粗糙、干燥脱屑，饮食、睡眠可，大便仍不爽，小便可。舌红，苔黄，脉滑数。治宜疏风清热，凉血止痒。

［处方］荆芩汤加味：荆芥15g，黄芩15g，生地黄30g，牡丹皮15g，赤芍30g，紫草30g，石膏60g，炒知母20g，石斛15g，白蒺藜30g，忍冬藤30g，防风15g。3剂，水煎服。

［外治］院内制剂消炎止痒散6袋，每次1袋，外洗；院内黄金万红膏外涂。

三诊： 2017年11月21日。全身皮肤糜烂处干燥结痂，瘙痒减轻，感咽部疼痛，纳眠可，大便难解不爽，小便黄。舌质红绛可见芒刺，苔黄，脉滑数。治宜清热燥湿。

［处方］黄连解毒汤加味：黄芩15g，川黄连10g，黄柏15g，栀子15g，刺蒺藜30g，大黄10g，千里光15g，炒枳实15g，牛蒡子15g，升麻30g，萹蓄15g，防风15g。3剂，水煎服。

［外治］消炎止痒散和润肤止痒散交替使用。3剂，水煎服。

四诊： 2017年12月1日。全身皮肤糜烂处干燥结痂，瘙痒明显减轻，感咽部疼痛症状好转，纳眠可，大便不爽，小便黄。舌质红绛，苔黄，脉滑数。继予11月21日原方加乌梅30g，秦艽15g，4剂巩固。

［外治］院内制剂消炎止痒散和润肤止痒散交替使用。院内黄金万红膏外涂。

五诊： 2017年12月5日。全身皮肤部分光滑，干燥脱屑情况好转，二便调，纳眠可。舌红，苔黄，脉滑数。疾病后期以调脾胃，调气血为主。

[处方] 荆芩汤加玄参30g，乌梅20g，刺蒺藜30g，忍冬藤30g，千里光15g，防风15g。3剂，水煎服。

[外治] 药物同上。

六诊： 2018年1月23日。颈肩部散在皮损，稍发红，瘙痒，无渗出，头皮屑多，其余皮损光滑，干燥，四肢皮肤粗糙，纳眠可，大便不爽，小便黄，舌红，苔薄黄，脉弦数。

[处方] 荆芩汤合葛根芩连汤加味：荆芥15g，黄芩15g，生地黄30g，牡丹皮15g，赤芍30g，紫草30g，乌梅20g，千里光15g，防风15g，葛根30g，黄连10g，炙甘草10g。继服3剂后患者颈肩部皮损消失，全身皮肤光滑，无明显瘙痒，故未再复诊。

按语： 从患者6次就诊经历，有三点体会：①急性期用药贵在神速，神速在于辨证、选方得当，而前提是熟悉并能掌握经方，此案例中防风通圣散疗效证实中药堪比西药抗生素、激素；②患者病情由重→轻→重→减轻，方剂由表里双解→祛风止痒→清热解毒、燥湿→清热养阴、调补气血过程，体现湿邪致病特点及难以治愈易反复，故在治疗时当分清病情所处阶段及病邪轻重程度，不可一味清热燥湿、解毒，当兼顾气血；③皮肤病风湿在表，祛风除湿贯穿始终。

四、湿热内蕴

案 李某，男，52岁，躯干、四肢红斑、丘疹反复发作4年。于2018年6月10日初诊。

4年前无明显诱因躯干、四肢出现红色斑丘疹，伴口干、口苦，瘙痒剧烈，遇热加重，未予重视，未系统治疗，反复发作。现症见：躯干、四肢散在红斑、丘疹，伴口干、口苦，瘙痒剧烈，遇热加重，无渗出，无畏寒、发热等症状，纳可，眠差，二便调。

[诊断] 湿疹。

[辨证治法] 证属湿热内蕴。治宜清热利湿，祛风止痒。

[处方] 龙胆泻肝汤加减：龙胆草10g，川木通15g，黄芩15g，苦参15g，车前子（布包）30g，土茯苓50g，陈皮15g，地榆15g，地肤子30g，炒青蒿15g，乌梢蛇15g。每日1剂，水煎服。

[外治] 肤痔清软膏外涂以止痒，辅以穴位埋线治疗。

二诊： 10天后复诊，患者自诉瘙痒减轻，近日有外感病史，偶咳嗽咳痰，无发热、恶寒等症状，大便可，小便黄，纳眠可。舌质红，苔黄，脉弦滑，改用清热解毒，利湿止痒为主。

[处方] 甘露消毒丹加减：白豆蔻10g，广藿香10g，茵陈15g，滑石粉（包

煎）30g，川木通15g，石菖蒲10g，黄芩15g，连翘15g，浙贝母10g，射干15g，薄荷5g，水牛角15g。每日1剂，水煎服。

［外治］上药继用。

三诊： 1周后，患者双手、上下肢等处皮损已平，间见褐色色素沉着，腹部可见少量散在丘疹、血痂及不规则抓痕，瘙痒较前明显减轻。舌淡，苔白腻，脉滑，二便调，纳眠可。改用健脾运湿，祛风止痒为主。

［处方］三仁汤加减：白豆蔻10g，薏苡仁30g，苦杏仁15g，炒厚朴15g，川木通15g，滑石粉（包煎）30g，法半夏15g，淡竹叶5g，鸡血藤30g，路路通5g，乌梢蛇15g。每日1剂，水煎服。

［外治］肤痔清软膏外涂以止痒，辅以穴位埋线治疗。其后电话回访，患者诉其皮损明显消退，未再复诊。

按语： 湿疹内因多由于脾湿蕴热，因湿性黏滞，又与热合而为病，譬若热油入面，使之分离谈何容易。急性湿疹时重在祛邪，宜清热解毒，凉血利湿，除邪务尽，即使皮损消退，也应该坚持服药一段时间，一来清除余邪，二来理脾扶正，调节体质，克服机体超敏状态，以期减少复发；慢性湿疹，因有脾失运化之内在之本，又有瘀血阻滞，络塞而血不养肌肤之久存之实，故当理脾扶正，养血活络兼顾，重视湿毒的清利。即所谓"有诸内必行诸外"，因此治疗皮肤病亦需要从整体出发，辨证论治，调理脏腑，使其各复其职，如此局部的皮肤病便容易好转，甚则向愈；否则，即使皮损暂消，但不久又可复发，甚至越发越重。

五、湿热蕴肤

案 何某，男，47岁。右小腿皮疹伴痒痛、渗出1周。2019年2月17日初诊。

1周前无明显诱因右小腿胫骨外侧缘出现散在片状红斑，红斑基础上有粟粒大小丘疱疹，融合成片，境界不清，有淡黄色渗出液，伴痒痛，口干苦，纳稍差，睡眠可，大便干，小便不畅。舌质红，苔黄厚腻，脉弦数。

［诊断］急性湿疹。

［辨证治法］证属湿热蕴肤。治宜清热化湿，透表止痒。

［处方］三石汤加味：寒水石30g，石膏50g，滑石粉（包煎）30g，通草5g，金银花15g，竹茹5g，苦杏仁15g，千里光15g，豨莶草15g，蜈蚣2条，王不留行10g。3剂，水煎服，2日1剂，1日2次。

［外治］予夫西地酸乳膏1支，外用2次/日，火针治疗1次。

二诊： 10日后，患者诉症状明显好转，皮损已无渗出，瘙痒明显减轻。效不更方，3剂，水煎；外用予糠酸莫米松乳膏1支。继服3剂以后，皮疹向愈，未再复发。

按语：《温病条辨》云："暑温蔓延三焦，舌滑微黄，邪在气分者三石汤主之……蔓延三焦，则邪不再一经一脏矣，故以急清三焦为主。然虽云三焦，以手太阴一经为要领。盖肺主一身之气，气化则暑湿俱化，且肺脏受生于阳明，肺之脏象属金色白。阳明之气运亦属金色白，故肺经之药多兼走阳明，阳明之药多兼走肺也。再肺经通调水道，下达膀胱，肺痹开则膀胱亦开，是虽以肺为要领，而胃与膀胱皆在治中，则三焦俱备矣，是邪在气分而主以三石汤之奥义也。"本案患者病位在足阳明胃经所过之处，结合症状及舌脉象为湿热弥漫三焦之征，故方取"三石汤"加味，以清热化湿，透表止痒。方中滑石甘、淡，性寒，清热利尿，使三焦热毒从小便排出；石膏解肌清热，除烦止渴；寒水石清热降火，消肿；金银花清热解毒；杏仁降泻肺、大肠之热；竹茹清热化痰、引热下行，"以竹之脉络，而通人之脉络"；通草清热渗湿利水；此方为："苦辛寒兼芳香法也。肺病治法，微苦则降，过苦反过病所，辛凉所以清热，芳香所以败毒而化浊也。"加千里光、豨莶草，取其洗疮毒之功效；王不留行通经力强，可利水通淋，活血消肿；蜈蚣解毒散结，通络止痛。全方标本兼治，故湿热解，疮毒除，诸症皆愈。

六、湿热毒盛

案 马某，女，65岁，右下肢潮红、肿胀伴溃疡3个月余。于2018年8月13日初诊。

右下肢潮红、肿胀，可见一大小约3cm×4cm的浅溃疡，周边遗留深褐色色素沉着，无渗出，压痛明显，舌暗红，苔黄厚腻，脉滑。

[诊断] 瘀积性湿疹。

[辨证治法] 证属湿热毒盛。治宜清热利湿，托毒溃脓。

[处方] 四妙勇安汤合透脓散加味：忍冬藤60g，玄参60g，当归40g，甘草20g，生黄芪50g，炮穿山甲5g，皂角刺15g，川芎15g，三棱15g，莪术15g。每日1剂，水煎服。针灸治疗：火针点刺溃疡周围皮肤，行火针治疗后，局部外擦夫西地酸乳膏。

二诊：2018年8月24日。患者右下肢肿胀、压痛有所好转，溃疡面可见少量渗出，初诊方去三棱、莪术，加马齿苋15g以利水渗湿，继服3剂。

三诊：2018年9月3日。患者感右下肢肿胀、压痛明显好转，溃疡面较前减小，渗出减少，自觉足冷，二诊方中去马齿苋，加肉桂10g，细辛6g以温阳散寒，继服3剂。

四诊：2018年9月14日。服药后，患者右下肢肿胀消除，足冷明显好转，足部仍有压痛，三诊方去肉桂、细辛，加路路通5g，土茯苓30g，解毒除湿、通络止痛。继服3剂后，患者足部压痛明显减轻。

按语：湿疮发于下肢，多与湿热相关。患者右下肢皮损颜色潮红，源于热毒炽盛，湿邪与热毒互结，形成湿热毒盛之病机，故用四妙勇安汤清热解毒活血，方中诸药大剂量使用，达到清热利湿，活血解毒的作用。患者右下肢溃疡已成，未见渗出，故用透脓散补虚托毒，溃疮透脓，以达到消托并治、脓出疮愈之效。"血不利则为水""久病必瘀"，故初诊时加三棱、莪术活血化瘀利水。根据患者症状，复诊随症加减用药，收效良好，正应了张仲景"观其脉证，知犯何逆，随证治之"，也反映了中医处方用药"三因制宜"的重要性。

七、湿热血瘀，气虚水停

案 黄某，女，86岁，双下肢潮红、鳞屑伴肿胀、瘙痒2年余。于2018年2月26日初诊。

双下肢潮红、鳞屑，可见渗出、抓痕、深褐色色素沉着，双下肢肿胀，按之凹陷不起，舌红苔薄黄，脉弦细。

[诊断] 瘀积性湿疹。

[辨证治法] 证属湿热血瘀，气虚水停。治宜清热利湿活血，益气健脾利水。

[处方] 防己黄芪汤合四妙勇安汤：木防己30g，黄芪50g，白术15g，大枣15g，玄参60g，忍冬藤60g，当归40g，甘草20g。每2日1剂，水煎服。

二诊：10日后，患者双下肢肿胀紫暗明显好转，红斑、丘疹、渗出减少，瘙痒减轻，仍有渗出，故上方基础上加萹蓄15g，以利水渗湿止痒，继服3剂后，渗出消失，无明显瘙痒。

按语： 患者下肢皮损颜色紫暗，源于气血不畅、瘀滞而成，湿邪与瘀血互结，形成湿热血瘀之病机，故用四妙勇安汤清热解毒活血，方中玄参、忍冬藤、当归、甘草均大剂量使用，达到清热利湿，活血解毒的作用。因患者双下肢肿胀，水湿蕴于肌肤，不能归于常道，说明脾胃运化水湿功能失常，瘙痒考虑风邪为患，故用防己黄芪汤以益气祛风、健脾利水，达到肿消痒止之功效。风湿病有汗出恶风症，为表气大虚，故方中重用黄芪，益气固表而为主药；防己辛寒，祛风利湿，通行经络，白术苦温，健脾燥湿，固表止汗，共为辅药；生姜大枣甘草和中，调和营卫，为之佐使。六药合之，共奏益气扶正，祛风除湿之效。本方利水消肿强而不取汗，防己、白术祛湿而不发汗，用之治下肢水肿湿热之毒瘀阻，热胜则肉腐、骨烂。以大剂滋阴益气，清热化毒，用四妙勇安汤图治，以免肉腐或皮肤溃烂加重。

该患者瘀积性湿疹多与双下肢水肿相关，此处经方与时方合用，既减轻了疾病之症状，又究其源头，治从其本，收效甚好。

八、湿热内蕴

案 刘某，女，29岁，孕4个月，四肢起红斑、糜烂伴瘙痒3个月，加重1周。于2018年6月25日初诊。

患者3个月前无明显诱因出现四肢起红斑伴瘙痒，发病后到当地医院就诊，因怀孕未予特殊治疗。后因其病情逐渐加重，1周前四肢散在红斑、丘疹伴渗出、糜烂，瘙痒，夜间尤甚，纳可，眠欠佳，二便尚可，舌质红，苔白厚腻，脉细滑。

[诊断] 妊娠湿疹。

[辨证治法] 证属湿热内蕴。治宜清热利湿，祛风止痒。

[处方] 五苓散合当归贝母苦参丸加味：猪苓10g，茯苓20g，泽泻30g，炒白术15g，桂枝15g，当归15g，浙贝母20g，苦参10g，炒黄芩15g，砂仁15g，甘草10g。

[外治] 院内消炎止痒散。

二诊：2018年7月2日。经上述治疗后，无新起疹，皮疹变薄变淡，糜烂渗出减少，部分皮疹已结痂，瘙痒减轻，纳眠可，二便调。舌质红，苔白腻，脉滑。内服方在原方基础上加马齿苋30g，陈皮20g。继续予院内消炎止痒散外洗。继服3剂后，患者无新发皮疹，无明显瘙痒，未再复发。

按语：根据患者皮损情况及舌脉等辨证为湿热内蕴证，日久化热，湿热内蕴于肌肤。湿热生腐，皮肤破溃糜烂；湿热生风则瘙痒；湿热扰心则眠差。舌红，苔白厚腻，脉滑细，均为湿邪内蕴之征。"病痰饮者当以温药和之"，方选五苓散温阳化气，利湿行水；当归贝母苦参丸原"主妊娠小便难，饮食如故"，在此有养血利湿化痰之效，加炒黄芩清热燥湿，砂仁健脾燥湿，二药兼有安胎之功。由于该患者怀孕4个月，西医口服及外用药物均顾虑药物吸收、代谢等可能累及胎儿，对该类患者的治疗局限性很大。

中医中药只要抓住病因病机对证用药，往往能取得很好的疗效。《素问·六元正纪大论》云："有故无殒，亦无殒也。"指正常人怀孕患病后，只要针对病因病机治疗，充分权衡利弊，慎重选用峻药（毒药）治亦不易导致胎儿畸形或坠胎。

九、血热风燥

案　段某某，女，47岁，头面颈、双手淡红色丘疹伴瘙痒1个月。

1个月前，患者进食辛辣之品后出现头面颈部皮肤瘙痒，未予重视。后逐渐扩大，头面颈部、双手淡红色丘疹，瘙痒，夜间加重，自行外用药膏（具体不详）后好转不明显。现症见：面部、颈部、双上肢泛发红斑、淡红色丘疹，对称分布，可见少许抓痕及结痂，可见渗液。精神尚可，大便干，眠差，小便黄。舌质红，苔薄黄，脉数。既往曾有湿疹病史，已治愈。

[诊断] 湿疹。

[辨证治法] 证属血热风燥。治宜清热凉血，疏风止痒。

[处方] 荆芩汤加减：荆芥15g，黄芩15g，生地黄30g，牡丹皮15g，赤芍

30g，紫草30g，萹蓄15g，地榆30g，刺蒺藜30g，乌梢蛇15g，忍冬藤30g，千里光15g。3剂，水煎服，2日1剂，每日2次。

二诊：1周后，患者皮疹明显消退，无新发皮疹，自觉面部灼热感，夜间瘙痒明显，无渗液。舌质红，苔薄黄，脉数。守上方去萹蓄，加炒川牛膝30g，再予3剂，疹消痒止。

按语：患者既往有湿疹病史，禀赋不耐，加之冬季阳气伏于内、气候干燥，食辛辣之品则血热风燥，热入血分，则见头、面、颈及双上肢出现斑丘疹、瘙痒；血热伤津，则大便干；血热扰心，则睡眠差。方以清热凉血之荆芩汤加味。方中紫草味甘性寒，入心肝经，功专清热解毒，凉血活血；生地味甘苦，性寒，长于清热凉血生津，二者合为君药；丹皮、赤芍均能清热凉血，其中丹皮既清血分实热又可疗阴虚发热；赤芍长于清血分实热，活血散瘀力佳，黄芩功能泻火解毒，尤善清上焦实火，三者合为臣药。综观全方，凉血而不留瘀，泻热而不伤津。初诊见渗液、小便黄，佐以清热利浊、苦降下行之萹蓄，导湿热从小便而出；千里光味苦、性寒，入大肠经，清利大肠之热；地榆加强凉血止血之力，尚能泻火敛疮，促进皮肤恢复；乌梢蛇长于搜风通络，合刺蒺藜祛风止痒；患者双上肢有皮疹，取中医取类比象之思路，以藤类药物形似四肢而选用清热解毒、祛风通络之忍冬藤以增强疗效。患者二诊皮疹消退，无渗液，故去萹蓄；面部灼热感，加用清热活血之牛膝引血下行，合而见效。

十、血虚风燥，肝热阳郁

案 蒋某，男，82岁，湿疹反复发作20余年。于2018年1月5日初诊。

20余年前患者双上肢及躯干皮肤出现瘙痒、红肿、糜烂，经治疗后，仍痒，搔抓破后，红肿、糜烂、渗出加重，反复发作，颈部皮肤增厚粗糙，色素沉着，出现阵发性剧痒，夜间或逢精神紧张、食辛辣发物时瘙痒加剧。经多种治疗方法，仍未能痊愈。自发病以来，手足不温，易烦躁，口干欲饮，夜痒甚。大便干，小便调，纳眠差。舌红，苔薄黄，脉弦。

[诊断]慢性湿疹。

[辨证治法]证属血虚风燥，肝热阳郁。治宜通阳达郁，滋阴养血，祛风止痒。

[处方]乌梅丸加味：乌梅30g，细辛6g，黄连10g，制附子30g，当归15g，黄柏15g，桂枝15g，潞党参30g，花椒5g，千里光15g，乌梢蛇15g，天花粉30g。每2日1剂，水煎服。

[外治]院内润肤止痒散外洗。3剂服完，疹消痒止，夜间安然入睡。

按语：湿疹初起多由风、湿、热、毒诸邪所致，病久则多为脾虚湿困或血虚风燥夹瘀。该患者病程长且反复发作，从整体出发，根据"急则治其标，缓则治其本"的治疗原则，选乌梅丸为基础，随证加减。患者手足不温、口渴欲饮水可辨肝热阳郁，又根据烦躁易怒辨为肝郁化热，因大便干结辨为郁热内结，以此辨为肝热阳郁证，方中以乌梅酸甘化阴滋肝；黄连、黄柏，清解郁热；附子、干姜、桂枝、细辛、花椒，通达阳郁；潞党参、当归补益气血、化生阴津；加千里光及乌梢蛇以祛风止痒，方中天花粉可生津润燥。方药相互为用，以奏其效。

十一、脾虚湿蕴

案 张某，女，27岁，孕6个月余，四肢皮疹伴瘙痒半月余。2018年9月7日初诊。

半月前无明显诱因四肢出现红斑、丘疱疹，伴瘙痒，搔抓后流黄水，面积逐渐扩大，到当地诊所就诊，诊断为"急性湿疹"，予药物外擦（具体不详）后症状好转不明显。刻下症见：四肢可见片状红色粟粒大小丘疹、丘疱疹，基底潮红，部分糜烂渗液，可见抓痕及部分结痂。纳可，因瘙痒致眠差，大便正常，小便难解。舌质红，苔白腻，脉弦滑。

［**诊断**］妊娠湿疹。

［**辨证治法**］脾虚湿蕴。治宜利水渗湿，止痒安胎。

［**处方**］五苓散合当归贝母苦参丸加减。茯苓20g，猪苓10g，炒白术15g，炒泽泻30g，桂枝15g，当归15g，浙贝母20g，苦参10g。每2日1剂，水煎服。院内消炎止痒散外用。

二诊：2018年9月10日。患者皮疹面积无扩大，瘙痒缓解明显，皮损处仍少量渗水，纳眠可，小便情况好转，大便正常，舌红苔白，脉弦滑。效不更方，守上方加陈皮20g，马齿苋30g；继续院内消炎止痒散外洗。继服3剂，患者无皮疹消退，无明显瘙痒，未再复诊。

按语： 本病患者为孕妇，因其特殊的生理状态，临床用药上有很多限制，故治疗上颇为棘手，对临床经验少的年轻医生来说，常常"投鼠忌器"，有无药可用之感。在治疗上，鉴于《素问·六元正纪大论》"有故无殒，亦无殒也"之旨，笔者治疗孕期湿疹仍处以清热利湿止痒或养血润肤、祛风止痒法，但是在选择药物上不能有损胎儿，忌有毒、辛热、大寒、攻逐、破气、破血等药。该例患者主方五苓散，泽泻为君，利水渗湿，臣以猪苓、茯苓助君药利水渗湿，佐以白术既可健脾以运化水湿，又有安胎之效；桂枝温阳化气以助利水。因患者小便难解，治湿勿忘调气机，故合当归贝母苦参丸，方出自《金匮要略》："妊娠小便难，饮食如故，当归贝母苦参丸主之。"两方合用，共奏利水渗湿，止痒安胎之功，疗效显著。"邪气暴戾，正气衰微，苟执方无权，纵而勿药，则母将羸弱，子安能保？"所以在治疗妊娠期病时，只需顺应妊娠期生理特点，选择药物上兼顾胎儿，则可达到"疗母则胎自安，安胎则母自愈"之效。

十二、脾虚湿盛

案 钱某，男，37岁，躯干、四肢起皮疹、瘙痒反复发作4年。于2018年10月30日初诊。

4年前无明显诱因，躯干、四肢皮肤出现红斑、丘疹，伴瘙痒，曾到当地医院就诊，诊断为"湿疹"，外用药涂擦（具体不详）后，症状有所好转，但停药后反复发作。刻下症见：躯干、四肢散在红斑、丘疹，可见抓痕，皮疹以双下肢及臀部皮肤为甚，伴瘙痒，纳眠差，二便调。既往史：自诉既往有慢性胃炎病史，肝损害，肝功能差。舌质红，苔腻微黄，脉弦滑。

［诊断］慢性湿疹。

［辨证治法］证属脾虚湿盛。治宜健脾除湿止痒，调和肠胃。

［处方］半夏泻心汤加减：法半夏15g，黄芩15g，川黄连10g，干姜10g，大枣15g，炙甘草10g，潞党参30g，五味子15g，炒苍术15g，牡蛎20g，茵陈15g，乌梢蛇15g。3剂，水煎服，每2日1剂。

二诊： 2018年11月12日。经以上治疗，患者感瘙痒减轻，双下肢红斑、丘疹有所消退，少寐多梦，二便调，舌质红，苔薄黄，脉弦滑。效不更方，舌苔较前好转，上方去茵陈、炒苍术，加青叶胆10g，夏枯草30g，以改善睡眠症状，予7剂，外用肤痔清软膏以止痒。

三诊： 2018年11月26日。皮疹明显消退，无新发皮疹，见色素沉着，偶有瘙痒，纳眠可，二便调。舌淡，苔薄白，脉弦。治疗有效，法宗前述，二诊方加山药30g，以健脾益气。继服3剂后，未再复诊。

按语： 慢性湿疹，因有脾失运化之内在之本，又有瘀血阻滞，络塞而血不养肤，久存之实，故当理脾扶正，兼顾养血活络，重视清利湿毒。即所谓"有诸内必形诸外"，治疗皮肤病亦需要从整体出发，辨证论治，调理脏腑，使其各复其职，这样局部的皮肤病便容易好转，甚则向愈。本案中患者病程长，日久脾虚湿困，气机升降失司，故选用半夏泻心汤调和阴阳。考虑其病程及既往病史，结合现代药理，予"炒苍术、五味子"以降脂调肝；对症用药，以"半夏、夏枯草"二夏汤调和阴阳以安眠。本案体现了中医的整体观，又展现了中医经方的魅力，同时加用经典药对，结合现代药理，收到了良好的疗效。

十三、脾寒胆热

案 高某，男，40岁，全身皮肤丘疹伴瘙痒反复发作5年余，再发加重1周。于2017年1月16日初诊。

患者5年无明显诱因全身皮肤出现红斑、丘疹，伴瘙痒。多次至外院就诊（具体诊断及治疗不详），皮疹反复发作，时好时坏，未完全消退。1周前进食肥甘厚腻之品后再次发作，瘙痒加重，丘疹泛发全身，未予特殊处理，为求进一步中医治疗，今日来诊。现症见：全身皮肤泛发红斑，散见绿豆大小丘疹，皮损呈对称分布，局部见抓痕，未见糜烂、水疱、脓疱、结节等，伴见腹部胀满，不思饮食，晨起口苦甚，口干欲饮，眠尚可，大便溏、日行1~2次，小便量少，舌质红，苔白腻，脉弦数。

[诊断] 湿疹。

[辨证治法] 证属脾寒胆热。治宜温阳除湿，和解少阳。

[处方] 柴胡桂枝干姜汤方加减：柴胡20g，桂枝15g，炙甘草10g，干姜15g，天花粉30g，牡蛎20g，黄芩15g，当归15g，白芍15，蜈蚣2条，昆明山海棠10g，千里光10g，每剂2日，水煎服。

[外治] 配合中药外洗治疗：白鲜皮50g，龙胆草50g，仙鹤草50g，苦参50g，白头翁50g，苍耳子50g，3剂，加陈醋20ml，食盐20g外洗。

二诊：2017年1月12日。经过上述治疗，瘙痒明显缓解，无新皮疹出现，部分皮疹消退，腹部胀满缓解，食欲增加，口干、口苦消失，二便正常，守方继续治疗。

按语：《医宗金鉴·血风疮》指出："此证由肝、脾二经湿热，外受风邪，袭于肌肤，郁于肺经，致遍身生疮。形如粟米，瘙痒无度，抓破时，津脂水浸淫成片，令人烦躁、口渴、瘙痒，日轻夜甚。"患者少阳枢机不利，胆火内郁，阻于皮肤，故见腹部胀满、晨起口苦甚、口干欲饮；发病日久，损伤脾胃，日久气血运行不畅，致湿热蕴阻，肌肤失去温煦濡养，故红斑、丘疹；舌质红，苔白腻，脉弦数为脾寒胆热之征。本案以柴胡桂枝干姜汤加减，针对本病病机，方中以桂枝温通阳气，干姜以温经散寒，牡蛎咸寒，以软坚散结，天花粉清热生津，甘草调和诸药，柴胡、黄芩、天花粉合用，则清热生津止渴之效显著，桂枝、甘草、干姜合用，有温脾阳之效，昆明山海棠配千里光以清热解毒、祛风除湿止痒，当归配白芍以疏肝柔肝；蜈蚣解毒散结，"凡一切疮疡诸毒皆能消之"。辨证配伍中药外洗常是起效的关键环节，本案中药外洗方为刘复兴教授自创的消炎止痒散，白头翁清热解毒，龙胆草清热燥湿，仙鹤草杀虫，苦参清热燥湿、祛风杀虫，全方共奏清热燥湿、解毒止痒之功效。

十四、湿瘀内阻

案 琚某某，男，49岁，双手皮肤干燥性红斑伴瘙痒3个月余。于2017年12月5日就诊。

患者平素双手皮肤干燥不润，3个月余前无明显诱因症状加重，双手皮肤出现干燥性暗红斑，局部肥厚粗糙，瘙痒，伴脱屑，夜间瘙痒明显。初未予重视，后病情逐渐加重，瘙痒剧烈，遇热及夜间为甚，今为求进一步治疗来诊。现症见：双手散在分布干燥暗红斑，局部肥厚粗糙，少许脱屑，散见抓痕，瘙痒剧烈，精神尚可，因瘙痒夜间睡眠较差，食欲尚可，稍有口干，不喜饮，无口苦，二便调。舌质暗红，苔白，脉涩。实验室检查：双手皮损真菌镜检阴性。

[诊断]湿疹。

[辨证治法]证属湿瘀内阻。治宜利湿化瘀，养血祛风。

[处方]附子薏苡败酱散加味：制附子30g，薏苡仁30g，败酱草15g，鸡血藤15g，忍冬藤30g，桑枝15g，土茯苓30g，乌梢蛇15g。

[外治]双手以院内黄金万红膏封包治疗，每日1次。

二诊：服上方后，双手掌皮损部分消退，皮肤干燥脱屑、瘙痒症状减轻，肥厚皮损变薄变软。原方加黑芝麻15g，再予7剂。治疗1个月，皮损消退。

按语：本例患者素有皮肤干燥不润，皮损表现为干燥暗红斑，局部肥厚粗糙伴脱屑，结合其舌脉象，为湿瘀内阻，肌肤失养之征。当化瘀利湿祛病之本，养血祛风治病之标。方以附子薏苡败酱散温阳利湿消瘀，使瘀血散、经络通，肌肤得以濡养；皮损位于双手，加忍冬藤、桑枝引经通络；土茯苓苦燥利湿加强清热化湿；鸡血藤、乌梢蛇合而收养血润燥、利湿祛风止痒之功。二诊症状好转，皮肤干燥脱屑，原方加黑芝麻补养精血润燥而收效。

附子薏苡败酱散出自《伤寒论》，原治肠痈之瘀血痈脓之证。临床亦多用于皮肤疾病。原方附子二分，宜轻用，一取其温振脾阳，以助化湿；二取其辛热之性，走而不守，促进气血流通。薏苡仁十分，健脾胃、利湿浊，解毒排脓。败酱草五分，清热解毒，化湿排脓。皮肤疾病证属湿瘀内阻见肌肤甲错、鳞屑、萎缩、脓疱或脓水淋漓者均可加减运用。

十五、血热风燥

案　梅某某，男，43岁，双小腿红斑、丘疹伴痒1个月余。于2018年3月6日就诊。

1个月余前，患者进食鱼虾后出现双小腿红斑，丘疹，瘙痒剧烈，院外就诊，诊断"湿疹"，予以口服抗组胺药（具体不详）及外用糖皮质激素（具体药名不详）后皮疹部分消退，瘙痒减轻。停药后病情反复，双小腿红斑、丘疹、丘疱疹，瘙痒剧烈，抓破后可见渗液，今为进一步治疗来诊。现症见：双小腿红斑上见丘疹、丘疱疹，部分融合成片，境界不清，可见抓痕及糜烂，糜烂处少许渗出，瘙痒剧烈，精神、食欲尚可，口不干苦，因瘙痒夜间睡眠差，大便稀溏，小便黄。舌质红，苔黄微腻，脉滑数。

[诊断]湿疹。

[辨证治法]证属血热风燥。治宜清热凉血，祛风止痒。

[处方]荆芩汤合平胃散加减：荆芥15g，黄芩15g，生地黄30g，牡丹皮15g，赤芍30g，紫草30g，陈皮10g，炒苍术15g，炒厚朴15g，通草5g，白蒺藜30g，乌梢蛇15g，萹蓄15g。3剂，水煎服，2日1剂。

服药方法：冷水泡药1小时，小火煮开5~10分钟，饭后半小时服用，每次150ml，每日2次。

二诊：双下肢红斑、丘疹部分消退，无渗液，可见结痂。现入睡困难，夜间痒甚，舌红，苔白，脉数。上方去萹蓄，加紫丹参30g，合欢皮15g。3剂，水煎服，2日1剂。

三诊：下肢皮疹色淡，面积减少约70%，瘙痒减轻，睡眠好转，舌质红，苔薄黄，脉数。大便成形，每日1行。上方去丹参，加鸡血藤15g，白蒺藜30g。3剂，水煎服，2日1剂。巩固疗效。

按语：本例患者病程较短，红斑基础上见丘疹、丘疱疹，具渗出倾向，结合其舌脉象为血热风燥之征；本病饮食诱发，大便溏稀，苔见微腻为脾虚有湿之象。故以荆芩汤合平胃散加减治疗，清热凉血兼以健脾运湿。方中荆芥祛风止痒，黄芩泻火解毒；紫草、赤芍专入血分，长于凉血活血；生地一则凉血，二可滋阴，以防热甚伤阴；平胃散健脾燥湿；萹蓄为渗出皮疹之经验用药；白蒺藜、乌梢蛇祛风止痒。二诊皮疹结痂好转，无渗出，故去萹蓄；睡眠差，加紫丹参、合欢皮宁心安神兼以凉血。三诊皮疹消退明显，瘙痒减轻，睡眠好转，减去丹参，加鸡血藤养血祛风，促进皮肤修复。荆芩汤为刘复兴教授经验方，临床用于血热型皮肤病疗效甚著；平胃散中以通草易甘草亦为刘复兴教授之经验，因皮科疾病多缠绵难愈，夹湿者居多，以通草易甘草，一则增强全方淡渗利湿之功，二则防甘草之甘而滋腻留湿，临床可根据患者体质和病情酌情使用。

十六、阴虚湿热

案　丁某，女，47岁，患者皮肤结节、丘疹，伴剧烈瘙痒20年。于2013年3月8日就诊。

全身皮损以结节为主，伴抓痕，血痂，苔藓样皮炎，色沉斑，四肢为重。因瘙痒甚故眠差。舌红苔，薄黄少津，脉弦细。

[诊断] 湿疹。

[辨证治法] 证属阴虚湿热。治宜滋阴养血，除湿润燥。

[处方] 滋阴除湿汤加生龙骨20g，生牡蛎20g，千里光15g，昆明山海棠15g，全蝎5g，予7剂。

二诊：病情明显好转，瘙痒减轻，未见血痂，睡眠改善，结节仍存。效不更方，在原方基础上加山楂，取其健脾、活血之效，再予7剂。

三诊：结节变平，仍有肤痒，继续予原方加鸡血藤30g巩固疗效。

按语：患者病情反复缠绵难愈，伤阴耗血，阴虚为本，理当滋阴扶正培本，但单纯的应用滋阴药物又恐助湿邪留恋，反复难祛，而只用除湿治法又会伤阴耗血，权宜之计，两法同用，该方寒温并用，滋阴不滞湿，利湿不伤阴。"诸痛痒疮皆属于心"，选方滋阴除湿汤加入生龙骨、生牡蛎各20g，平肝潜阳安神，从"心神"来论治痒症；因患者痒甚，故加入千里光、昆明山海棠解毒除湿、祛风止痒，增强疗效。疾病后期加鸡血藤活血舒筋、养血固本。

十七、脾虚湿盛

案 白某，女，28岁，双手部反复干燥、丘疹伴瘙痒2年。于2016年12月9日来诊。

患者诉2年前无明显诱因双手掌出现散在丘疹，伴干燥、皲裂，自觉瘙痒，自行外用多种激素类药膏可暂时缓解，但易反复发作。自诉平日有轻度洁癖，经常使用各种类型清洁剂。近日自觉不欲饮食，纳差，偶有胃痛。舌红苔薄白，脉弦。

[诊断] 慢性湿疹。

[辨证治法] 证属脾虚湿盛。治宜健脾除湿止痒。

[处方] 柴平汤加减：柴胡15g，黄芩15g，潞党参30g，法半夏15g，苍术15g，炒厚朴15g，陈皮10g，炙甘草10g，桑枝15g，黑芝麻15g，茵陈15g，蜈蚣1条，3剂，水煎服，日服2次，2日1剂。

1周后复诊，患者诉瘙痒明显缓解，部分皮疹消退，未见新发皮疹。

按语： 湿疹虽病因复杂，但湿邪为主要病因，或饮食伤脾，内生湿邪；或禀赋不耐，外受湿邪；因此治湿止痒贯穿始终。因脾主四肢、肝主宗筋，健脾当疏肝，肝脾同调，故予柴平汤，即小柴胡汤合平胃散以和解少阳，祛湿和胃；桑枝、黑芝麻这一药对可清上滋下，补益肝肾，滋阴润燥，针对手足开裂有较好疗效；茵陈清热利湿，蜈蚣搜剔伏风、通络止痒。

第二节 激素依赖性皮炎

激素依赖性皮炎是因长期反复不当的外用激素引起的皮炎。表现为外用糖皮质激素后原发皮损消失，但停用后又出现炎性损害，需反复使用糖皮质激素以控制症状但皮疹加重的一种皮炎。激素依赖性皮炎最常见的部位是面部。患者自觉症状包括皮肤灼热、刺痛、瘙痒和紧绷感，常见有红斑水肿型或丘疹脓疱型，此外皮肤还可出现毛细血管扩张、萎缩、色素沉着或脱失、多毛等症状。严重者伴有激素依赖现象，即停用激素治疗后皮损反复或加重（反跳现象），再次使用后症状缓解。

一、气营两燔

案 毛某，女，40岁，面部红斑、肿胀、脱屑1年余。于2019年3月4日初诊。

1年前因用美白护肤产品后颜面部出现红斑，紧绷感、肿胀、灼热疼痛、瘙痒，严重时有丘疹、水疱伴糜烂渗出，曾至外院就诊，诊断为激素依赖性皮炎。予激光、舒敏治疗（具体不详），并口服"枸地氯雷他定片8.8mg，每天1次；复方甘草酸苷片50mg，每天3次"，外用"重组人表皮生长因子凝胶，每天1次"治疗半年，症状无明显好转遂来诊。诊时症见：面部红斑，以鼻梁为中心呈两侧颧部对称分布，局部皮肤轻度浮肿，紧绷感明显，表面皲裂，脱屑，灼热瘙痒，偶有刺痛，平素月经规律、有血块、经后少腹疼痛，口干欲饮，无口苦，纳眠可，二便调，舌红，苔薄黄，脉弦数。既往史：有"盆腔积液"病史3年余。

[**诊断**] 激素依赖性皮炎。

[**辨证治法**] 证属气营两燔。治宜清气生津，凉血解毒。

[**处方**] 化斑汤加味：生石膏50g，炒知母20g，生甘草10g，浮小麦30g，玄参30g，水牛角30g，豨莶草15g，青蒿30g，土茯苓30g，炒黄柏10g，砂仁15g，昆明山海棠15g。3剂，每2日1剂，水煎服。

[**外治**] 创福康面膜，每次1贴，外敷，每晚1次。

按语：本病是由于禀赋不耐，毒邪侵入肌肤，郁而化热，邪热与气血相搏，发于肌肤所致。红斑则多为热郁阳明，邪入营血，发于肌肤而成，结合患者皮损、症状及舌脉象，辨证为气营两燔证。方选化斑汤加味治疗。化斑汤出自吴鞠通《温病条辨》是在《伤寒论》白虎汤的基础上加清营凉血之药，方中石膏清肺胃之热，知母清金保肺，而治阳明独胜之热，甘草清热解毒和中，浮小麦代粳米以散皮腠之热。原方加元参、犀角者，以斑色正赤，木火太过，其变最速。但用白虎燥金之品，清肃上焦，恐不胜任，故加元参，启肾经之气，上交于肺，庶水天一气，上下循环，不致泉源暴绝也。犀角咸寒，禀水木火相生之气，为灵异之兽，具阳刚之体，主治血毒蛊注，邪鬼瘴气，取其咸寒，救肾水以济心火，托斑外出，而又败毒辟瘟也，但其用药珍贵稀有以水牛角代之，以清热凉血，泻火解毒。病至发斑，不独在气分矣，故加二味凉血之品，以清气生津、凉血解毒，两清气血，使热退、血止、斑化。又伴经后少腹痛，《傅青主女科》言："妇人有少腹痛于行经之后者，人以为气血之虚也，谁知是肾气之涸乎。"肾水虚，水不涵木，肝木必克土，土木相争则气逆，气逆则作痛，故方中加黄柏、砂仁与方中甘草组成封髓丹，以养肾阴、滋肾水、泻心火，使心火泻，肾水生，肝木得养，逆气自顺，疼痛自安。昆明山海棠有祛风除湿，清热解毒，祛瘀通络的功效，现代研究表明其具有抗炎、免疫抑制、降低毛细血管通透性等作用，方中加入昆明山海棠以消斑，促进皮损愈合。豨莶草有祛风湿、补元气的功效；青蒿有清热凉血、和脾胃的功效，加豨莶草、青蒿以增强透热、凉血的同时，又可使全方驱邪不而伤正。

二、肾阴不足，虚阳上浮

案 包某，女，47岁，颜面部红斑伴瘙痒反复发作4年，加重1周，于2018年1月26日初诊。

4年前无明显诱因，颜面部出现散在红斑、丘疹、脱屑伴烧灼感，至当地医院就诊，诊断"脂溢性皮炎"，予外用含激素药膏（具体用量不详）后，病情无明显好转，红斑面积逐渐扩大，反复发作，自行外用多种药膏后无改善，遂来诊。刻下症见：颜面、鼻部大片状斑片，色鲜红，轻度肿胀，散在丘疹，伴灼热瘙痒，局部皮温高，口干欲饮，纳眠尚可，二便调。舌质淡红，苔白，脉滑细。

[诊断] 激素依赖性皮炎。

[辨证治法] 证属肾阴不足，虚阳上浮。治宜温阳潜纳、引火归原。

[处方] 潜阳封髓丹：制附子30g，炙龟甲10g，炒黄柏15g，砂仁10g，炙甘草10g，牡蛎20g，生石膏60g，炒知母20g，防风15g。3剂，每2日1剂，水煎服。

[外治] 黄金万红膏，每日2~3次。舒敏治疗、强蓝光照射各1次。

二诊： 2018年2月2日。患者面部红斑渐退，颜色变淡，丘疹明显消退，纳眠可，二便调。效不更方，舌苔稍厚，尺脉细，上方基础上加炒枳实30g。外治同前。连续治疗3月，患者皮疹消退，未再复发。

按语： 患者颜面、鼻部红斑、丘疹，色鲜红、伴灼热瘙痒，局部皮温高，口干欲饮，舌质淡红，苔白、脉滑细，皆属于阳虚阴盛，虚阳上浮证。病机乃阳虚外越、虚火上炎，故见颜面、鼻部红斑、丘疹、伴瘙痒、烧灼感；肾阳不足，蒸腾气化无力，津不上乘则见口干欲饮等。故选用潜阳封髓丹，重在温阳潜纳、引火归原。方中附子直补坎中真阳；龟甲、黄柏导龙入海、潜阳入阴；砂仁温脾健运，宣散阴邪，打开中焦，为上浮之虚阳回归坎宫打开通路，从而达到温肾潜阳、引火归原之功。方中黄柏，既能苦甘化阴，又有"反佐"之义。加入石膏、知母这一药对，既可清解透热，又能生津润燥；牡蛎可重镇安神、固涩潜阳；防风可祛风止痒。

第三节　口周皮炎

口周皮炎系口周、鼻唇沟等处出现丘疹、丘疱疹、脓疱、红斑、脱屑等损害，呈周期性发作病症，可引发口周湿疹。

寒凝血瘀

案 马某，女，3岁，口周部起皮疹伴烧灼感反复发作1年，加重1周。于

2018年1月12日初诊。

1年前无明显诱因，口周部出现红斑、丘疹、脓疱、脱屑伴烧灼痛痒，就诊于当地医院，诊断为口周皮炎，予口服西药及外用药膏（具体不详）后，病情好转。此后皮疹反复发作，自行涂擦药膏后症状无改善，遂来求诊。刻下症见：口周部红斑、丘疹，干燥脱屑，轻度烧灼感，怕冷畏寒，纳一般，眠可，二便调。舌质暗红，苔白，脉弦细。

[诊断] 口周皮炎。

[辨证治法] 证属寒凝血瘀。治宜温经养血，降火祛瘀。

[处方] 温经汤合封髓丹加减：吴茱萸6g，桂枝6g，干姜6g，阿胶3g，当归6g，川芎6g，白芍10g，潞党参10g，牡丹皮6g，麦冬10g，法半夏6g，砂仁5g，黄柏6g，甘草6g。3剂，每2日1剂，水煎服。

[外治] 黄金万红膏，每日3~5次。

1周后复诊，患者经上述治疗后，皮疹明显消退，无新发皮疹，纳眠可，二便调。效不更方，继予上方3剂内服，后随访述其未再复发。

按语： 患者恶寒怕冷，口唇干燥脱屑，纳差，苔白，脉细，皆属血虚寒证。病机乃长期血虚血寒，血不荣肤，故见唇口干燥脱屑；阴血不足生内燥兼阴虚内热；一年病史，反复发作，寒凝瘀阻，郁久化热，故见唇口红斑、干燥脱屑、烧灼痛痒等症。《素问·离合真邪论》"天气温和，则经水安静"，故选用温经汤合封髓丹，重在温经养血活血，降火润燥，方药对的，久病亦已。

第四节　连续性肢端皮炎

连续性肢端皮炎又称持续性肢皮炎、肢端稽留性皮炎，或称为匐行性皮炎，是好发于指（趾）部位的一种慢性炎症性、复发性、无菌性脓疱性皮肤病。持续性肢端皮炎以无菌性的脓疱为其特征，因此有人认为本病与脓疱性银屑病为同一疾病。也有人认为本病是脓疱性银屑病的一个亚型，或认为是一个独立疾病。常在外伤后发病，病因不明，目前西医认为该病治疗困难，且易复发。本病属中医"代指""窝疮"范畴。如《外科大成》："痒痛破流黄汁浸淫时痒时疼，发于风湿客于肤腠也。"其病因不外乎湿热内蕴、外感毒邪而发。皮损多发生于肢端，如手指、足趾的末端，多变现为甲沟炎、丘疹、水疱、结痂、脱屑、灼热、瘙痒等。

一、脾虚湿蕴

案　郑某某，男，44岁，双手单纯性连续性肢端性皮炎1个月就诊。于2017年11月17日初诊。患者患处皮损真菌检查（－）。舌质淡，苔薄白，脉细弦。

[诊断] 双手单纯性连续性肢端性皮炎。

［辨证治法］证属脾虚湿蕴。治宜燥湿运脾，行气和胃。

［处方］平胃散加味：苍术15g，厚朴15g，陈皮15g，通草5g，紫苏叶10g，紫苏梗15g，藿香10g，佩兰10g，鸡血藤20g，九香虫10g。3剂，每2日1剂，水煎服。

二诊：2017年11月24日。上述症状好转，上方减去佩兰，加虎杖、土茯苓。

三诊：2018年1月8日。症状明显好转，皮疹明显消退，仅在腕部有淡红斑，舌红苔，薄黄，脉弦细。继续予平胃散加味收功。

按语：《素问·太阴阳明论》："四肢皆禀气于胃，而不得至经，必因于脾，乃得禀也。"说明四肢功能的正常与否，与脾的运化水谷精微功能密切相关。该患者属于中医"湿疮"范畴。首诊时面色无华，舌质淡，脉细，形体偏瘦，综合以上，主虚、主不足，湿邪为患当以燥湿，以平胃散运脾燥湿为宜。本案患者中间有多次复诊，皆以平胃散为主方，根据兼见症状微调处方。

二、心经火热

案 王某，女，34岁，双手小指、无名指掌侧皮肤红斑、水疱、脱屑1个月。于2018年8月14日初诊。

患者诉每于食辛辣香燥食物后双手小指、无名指皮肤瘙痒，继而出现红斑、水疱，水疱溃破后局部皮肤干燥、脱屑，瘙痒剧烈，自行服药、擦药膏后可好转。1个月前因食香辣、香燥食物后，小指皮损再发，渐而累及无名指，局部皮肤瘙痒剧烈，干燥、脱屑来诊。现症见：双手小指、无名指掌侧皮肤红斑、水疱已溃，皮肤干燥、脱屑，伴大便干、小便短赤，无口干、口苦，饮食、睡眠可，经期将至。舌尖红甚，苔薄黄，脉弦数。

［诊断］连续性肢端皮炎。

［辨证治法］证属心经火热。治宜清心养阴，利水通淋。

［处方］导赤散加味：淡竹叶10g，甘草10g，川木通15g，生地黄30g，牡丹皮15g，炒栀子15g，益母草15g，姜黄15g，桑枝30g，黑芝麻30g，防风15g。3剂，每2日1剂，水煎服。

［外治］①放血，双耳豆1次；②卤米松外擦，每日2次。

二诊：2018年8月24日。服药后，患者皮损近愈，舌红、苔白，脉弦。治疗有效，守上方加陈皮10g。继服3剂后疹退痒止。

按语：患者平素嗜食辛辣香燥之物，使火热之邪内生，火热之邪循经而蕴于肌肤外发于双手小指、无名指掌侧皮肤，手小指、无名指为手少阴心经与手太阳小肠经的循行相交接部位，结合患者大便干、小便短赤，赤色属心，循经辨证为心经火热证，心与小肠相表里；导赤者，导心经之热从小肠而出。

方中生地黄滋肾凉心，木通、淡竹叶通利小便，清热生津，甘草通调全方，以利水不伤阴、泻火不伐胃。经期将近，用刘复兴教授常用角药牡丹皮、炒栀子、益母草固护冲任；用姜黄、防风各祛风热以固表；桑枝30g祛四肢风，通络，引药到达病所；脾主四肢肌肉，故予黑芝麻补五内、益气力、长肌肉以促进皮损愈合。二诊时患者皮损近愈，效不更方加陈皮10g，陈皮可主胸中瘕热逆气，利水谷以绝病邪之源，疾病乃愈。

第五节　荨麻疹

荨麻疹是皮肤、黏膜由于暂时性血管扩张及通透性增加而出现的一种局限性水肿反应。病因复杂，约四分之三的患者找不到原因，特别是慢性荨麻疹。常见原因主要有：食物及食物添加剂，吸入物、感染、药物、物理因素如机械性刺激、冷热、日光等，昆虫叮咬，精神因素和内分泌改变，遗传因素等。中医属"瘾疹"范畴，发病总因禀赋不耐，或卫外不固，风寒、风热之邪客于肌表；或肠胃湿热郁于肌肤；或气血不足，虚风内生；或因情志内伤，冲任不调，肝肾不足，而致风邪搏结于肌肤而发病。

一、湿热内蕴

案　罗某，女，46岁，全身风团伴瘙痒2天。于2018年11月6日初诊。

2天前因饮食不节后出现全身起风团，伴瘙痒剧烈，反复发作，2小时后逐渐消退，自行服用氯雷他定10mg后稍好转，次日上述症状再次出现，难以忍受，遂来诊，现症见：全身大片风团，色红，瘙痒剧烈，无呼吸困难，口中和，纳佳，眠差，二便调。舌红，苔黄厚腻，脉滑数。

[诊断]　急性荨麻疹。

[辨证治法]　证属湿热内蕴。治宜清热利湿，祛风止痒。

[处方]　龙胆汤加味：龙胆草5g，车前子（布包）15g，通草5g，炒黄芩15g，苦参15g，土茯苓30g，千里光30g，白蒺藜30g，益母草15g，荆芥15g，防风15g，豨莶草15g。3剂，每2日1剂，水煎服。

[外治]　耳尖放血，双耳豆治疗；糠酸莫米松软膏外擦，日2次。

二诊： 2018年11月16日。经上述治疗后，患者诉风团明显减少，瘙痒减轻明显，纳眠可，二便调。舌淡红，苔薄黄，脉弦。治疗有效，守上方加石膏50g加强清热泻火之功。继服3剂后，未再发作。

按语： 患者素体脾虚，加之饮食不节，外感风邪后，易生湿热，郁于体内发于肌肤，则见大片状风团，色红；风邪侵袭，故见瘙痒；热邪上扰心神，且瘙痒剧烈，故见眠差；舌红，苔黄厚腻，脉滑数为肝胆湿热之象。中医认为"无风无湿不痒""无风不作痒""热微则痒"；《外科大成》中"凡风热客于皮肤，作痒起粟者，治以疏风"；《素问·至真要大论》中记载"诸痛痒疮，皆属于心"，然心主血，本病"湿热隐于血，外受风邪所致"，故可从风、湿、热、气血方面着手，本病初起以实证居多，久则多为虚证。患者发病2天，故以龙胆汤加味治以清热利湿，祛风止痒，方中以龙胆汤为基础清热利湿，加刺蒺藜、荆芥、防风以祛风止痒，千里光疏风清热止痒，豨莶草味苦性温，祛风除湿；"治风先治血，血行风自灭"，故用益母草行血养血兼利水，使湿邪有出路，热邪无所依附，共奏清热利湿，祛风止痒之效。二诊时，患者症状缓解，但湿热之象仍在，加石膏加强清热泻火之功。结合外治调节免疫及糠酸莫米松软膏外擦抗过敏治疗，取得明显疗效。

二、少阳兼阳明里实证

案 冯某，男，40岁，躯干、四肢风团伴瘙痒反复发作9个月余。于2018年6月10日初诊。

9个月前无明显诱因躯干、四肢出现红色风团，伴剧烈瘙痒，至外院就诊，诊断为荨麻疹，予枸地氯雷他定片、依巴斯汀等抗组胺治疗后皮疹消退，停药后复发，时轻时重，反复发作，平素时胃脘部疼痛，感口苦，无口干，纳眠尚可，大便时溏，小便调。既往有糜烂性胃炎、胆囊息肉病史。舌质红，苔白腻，脉滑数。

[诊断] 慢性荨麻疹。

[辨证治法] 证属少阳兼阳明里实。治宜和解少阳，通泄退疹。

[处方] 小柴胡加芒硝汤加味：柴胡25g，黄芩15g，法半夏15g，潞党参30g，干姜15g，大枣15g，炙甘草10g，芒硝10g，炒枳实30g，炒白术15g，乌梅20g，僵蚕15g。3剂，每2日1剂，水煎服。

[外治] 穴位埋线1次。

二诊：2018年7月1日。患者经上述治疗后，瘙痒明显缓解，风团发作次数减少，无胃痛、恶心、呕吐等症，纳眠可，二便调，舌红，苔薄黄，脉弦。效不更方，上方加茯苓30g，以健脾利湿。外治同前。继续治疗4个月余，未再复发。

按语： 柴胡加芒硝汤：《伤寒论》104条云："伤寒十三日，不解，胸胁满而呕，日晡所发潮热，已而微利。此本柴胡证，下之以不得利，今反利者，知医以丸药下之，此非其治也。潮热者，实也。先宜服小柴胡汤以解外，后以柴胡加芒硝汤主之。"本条文为少阳兼阳明里实证，下不得法，伤及正气，肠道虽通，热结未下，柴胡证仍在。故先予小柴胡汤和解少阳枢机，使得"上焦得通，津液得下，胃气因和，身濈然汗出而解"；三焦畅达，少阳和解，再加芒硝以软坚润下，泻下热结。患者躯干、四肢起风团，反复发作9个月，既往有"糜烂性胃炎""胆囊息肉"病史，平素时胃脘部疼痛，感口苦，无口干，纳眠尚可，大便溏，小便调，舌质红，苔白腻，脉滑数。患者病属少阳，可选用柴胡类方，为何选择柴胡加芒硝汤呢？因患者虽时有便溏，但病程日久，久病必瘀，郁而化热，可用芒硝咸寒软坚泻热以退疹，微利以除热化瘀；柴胡加芒硝汤也是笔者治疗胆囊炎、胆囊息肉的常用方。在原方基础上加枳实、白术，以健脾渗湿；乌梅、僵蚕为治疗胆囊息肉的特殊用药。

三、少阴阳虚，水饮内停

案 李某某，男，43岁，全身红斑、风团伴瘙痒1个月余。于2018年9月17日初诊。

1个月前无明显诱因全身皮肤出现红斑、风团伴瘙痒，常夜间2~3点发作，伴有喉咙阻塞感，1小时后皮疹自行消退，退后无痕迹。曾至当地社区医院就诊，诊断急性荨麻疹，予口服激素40mg、抗组胺药（具体不详）治疗后，病情稍好转，但停药后复发。刻下症见：全身皮肤散在大小不等红斑、风团，伴瘙痒，有喉咙阻塞感，无发热、恶寒，无口苦口干，纳可，眠一般，二便调。舌青，苔白腻，脉沉细。

[诊断] 慢性荨麻疹。

[辨证治法] 证属少阴阳虚证。治宜温阳利水，交通心肾。

[处方] 茯苓四逆汤合橘枳姜汤加味。茯苓40g，附片30g，潞党参30g，干姜20g，炙甘草15g，陈皮10g，炒枳实30g，土茯苓50g，防风15g。3剂，每2日1剂，水煎服。

[外治] 埋线治疗，1周1次。

二诊： 2018年9月25日。经上述治疗，患者诉发作次数及持续时间减少，前胸偶有散在小风团，瘙痒明显减轻，无腹痛、腹泻等症，纳可，眠一般，二便调，舌青，苔白腻，脉沉细。治疗有效，守上方加益母草15g，继服7剂；外治同前。

三诊： 2018年10月7日。经治疗，患者诉已停用口服激素，时有发作，偶感瘙痒，稍感胃脘部隐痛，纳可，眠一般，二便调，舌质红，苔白腻，脉沉细。继守上方，加砂仁10g，以温中止痛，继服4剂。

四诊： 2018年10月15日。患者诉偶有发作，夜间眠稍差，纳可，二便调，舌红，苔白微腻，脉沉细。治疗有效，守上方加龙骨、牡蛎各20g，以滋阴潜阳，重镇安神，继服4剂。继续治疗3个月余，疹消痒止，未再复发。

按语： 本例患者起初为急发，迁延日久不愈。《素问·四时刺逆从论》言："少阴有余，病皮痹隐轸"。景岳言："少阴者君火之气也，火盛则克金，皮者肺之合，故为皮痹。隐轸，即瘾疹也。"王冰认为"肾水逆连于肺母故也"。少阴之心火有余，则制肺金见红斑、风团；反侮肾水，肾水不足，肾阳虚衰，导致心火更加亢盛，燥扰心神故见烦躁。故从"少阴有余"论治瘾疹。方选茯苓四逆汤，茯苓四逆汤见于《伤寒论》第69条："发汗，若下之，病仍不解，烦躁者，茯苓四逆汤主之。"意思是用汗法、攻下的方法，病仍不解而造成的病证。发汗过多，则虚其阳气；妄用攻下，则耗其阴液。汗下误用皆可损伤人体正气。陈修园言："以太阳底面，即是少阴，汗伤心液，下伤肾液，少阴之阴阳水火隔离所致也。"因此，肾阳虚衰，失其蒸腾气化，水之邪内停，上扰于心，致心火亢盛，肾水不足，心肾不交发为本病。茯苓四逆汤（茯苓四两，人参一两，附子一枚，生用，去皮，破八片，甘草二两，炙，干姜一两半），其中附子大热，扶下焦之阳；干姜温中焦之阳；茯苓健脾淡渗利水，甘草补中培土制水，二者合用，则甘能补脾，淡能利水，共有健脾利水之功；《神农本草经》言"人参主补五脏，安精神，定魂魄，止惊悸，除邪气"，《医方集解》称："人参入心而除烦"，则全方共奏温阳、利水、交通心肾之功效。患者有喉咙梗塞感，舌苔白腻，脉弦滑，考虑脾虚湿困，中焦气机阻滞，致胸阳不展，肺气不利。方合橘枳姜汤，出自《金匮要略》："胸痹，胸中气塞，短气，茯苓杏仁甘草汤主之，橘枳姜汤亦主之。"意在行气导滞化痰与通阳散结并用，再辅以防风祛风止痒。临床上瘾疹多从风、湿、热、血虚等论治，但追本溯源、回归经典，用中医思维来剖析经典，开辟新思路、新方法，才能有效地指导临床。

四、太少两感

案 杨某某，男，47岁，全身反复风团伴瘙痒3年，加重2天。于2019年2月25日就诊。

患者3年前无明显诱因双下肢出现风团，伴瘙痒剧烈，1小时后逐渐消退，相继至昆明2所医院就诊，诊断为荨麻疹，予抗过敏治疗（具体不详）后好转，但期间反复发作，2天前因感冒后再次出现风团，皮损扩大，泛发全身，难以忍受，今日为求进一步治疗，遂来我科门诊就诊。现症见：全身泛发大小不一白色风团，瘙痒剧烈，入夜尤甚，偶有发热，平素畏寒肢冷，微汗，暂无呼吸困难，口中和，纳佳，眠差，大小便正常。舌淡，苔白，脉弦沉。

[诊断] 慢性荨麻疹。

[辨证治法] 证属太少两感。治宜温阳固表，调和营卫。

[处方] 麻黄附子细辛汤合桂枝汤、玉屏风散：麻黄10g，制附子60g（另包，先煎），细辛6g，桂枝20g，白芍20g，大枣15g，干姜10g，白术30g，黄芪15g，防风15g，甘草15g。

[外治] 埋线治疗。

二诊：2019年3月3日。经上述治疗后，患者诉风团减少，瘙痒减轻，纳可，睡眠较前好转，二便调。舌淡，苔白，脉弦沉。治疗有效，守上方加鹿角霜30g，加强温阳之功，3剂。继续埋线治疗。

三诊：2019年3月10日。患者症状明显好转，出现风团次数减少，间隔时间延长，面积缩小，瘙痒明显缓解，纳眠可，二便调。舌淡红，苔微腻，脉弦。上方加冬瓜仁30g，利水湿邪气，7剂。继续埋线治疗。

按语：《素问·四时刺逆从论》曰："少阴有余，病皮痹瘾疹。"患者平素畏寒肢冷，素体阳虚，加之风寒之邪侵袭，邪气内郁不得透达，久病迁延不愈，阳虚寒凝，邪客肌肤，故见全身泛发大小不一的白色风团；风邪袭表，风性善行数变，故瘙痒剧烈；阳气亏虚，入夜后阴寒之气加重，两阴相加，故入夜尤甚；阳气失于温煦，故畏寒肢冷，无汗；舌淡，苔白，脉弦沉为太少两感证之舌脉象。

少阴虚寒本不应发热，反热多属太阳表证，脉当浮，现脉反沉，沉主里，为少阴里虚，脉证合参当属太少两感证。麻黄附子细辛汤出自《伤寒论》，专为阳虚外感而设，方中麻黄能"通九窍，调血脉"，解表散寒，开泄腠理；附子辛温大热，助麻黄散寒，配合细辛除里寒，《本草正义》谓附子"外则达皮毛而除表寒，里则达下元而温痼冷"；细辛性善通达上下表里，助麻黄散寒，助附子温阳除痼冷，本方治本，还可解决畏寒肢冷等相关症状；患者因感受风寒之邪后复发，正所谓"风邪多中表虚之人""邪之所凑，其气必虚"。故治风者，"不患无以驱之，而患无以御之"，提示治疗过程中不应只注重祛邪，更要注意调护，故用玉屏风散扶正固表，方中黄芪补虚固表，白术健脾益气，与黄芪相须实卫气，标本兼顾，防风祛在表之风邪，三者配伍，补中有疏，散中有收，补而不留邪，是扶正固表的最佳选择；但因祛邪力弱，固需配合桂枝汤解肌发表，调和营卫，方中桂枝、赤芍等量，一治卫强，一治营弱，生姜改为干姜，加强温阳散寒之功效，桂芍、姜枣配伍，为调和营卫的常用药对。三方合用，标本同治，故疗效甚佳。二诊时，患者舌象稍有变化，守上方加鹿角霜30g，意为加强温阳的作用。三诊时，患者症状明显好转，苔微腻，继续守上方加冬瓜仁30g利水湿，7剂巩固治疗。

荨麻疹初期以实证居多，后期以虚证常见，故治病必求于本，运用经方关键需抓主症，四诊合参，辨证准确，效如桴鼓。

五、胃肠湿热

案 罗某某，女，46岁，全身风团伴瘙痒2天。于2018年11月6日就诊。

患者2天前因饮食不节后出现全身起风团，伴瘙痒剧烈，反复发作，2小时后逐渐消退，自行服用氯雷他定10mg后稍好转，但次日上述症状再次出现，难以忍受。今日为求进一步治疗，遂来我科门诊就诊，现症见：全身大片风团，色红，瘙痒剧烈，无呼吸困难，口中和，纳佳，眠差，二便调。舌红，苔黄厚腻，脉滑数。

[诊断] 急性荨麻疹。

[辨证治法] 证属胃肠湿热。治宜清热利湿，祛风止痒。

[处方]"龙胆汤"加味：龙胆草15g，车前子15g（另包），通草6g，炒黄芩15g，苦参15g，土茯苓30g，千里光30g，刺蒺藜30g，益母草15g，荆芥15g，防风15g，豨莶草15g。

［外治］耳尖放血，双耳穴压豆治疗；糠酸莫米松软膏外擦，日2次。

二诊：2018年11月16日。经上述治疗后，患者诉风团明显减少，瘙痒减轻明显，纳眠可，二便调。舌淡红，苔薄黄，脉弦。治疗有效，守上方加石膏30g加强清热泻火之功。

按语：患者素体脾虚，加之饮食不节，外感风邪后，易生湿热，郁于体内发于肌肤，则见大片状风团，色红；风邪侵袭，故见瘙痒；热邪上扰心神，且瘙痒剧烈，故见眠差；舌红，苔黄厚腻，脉滑数为肝胆湿热之象。中医认为"无风无湿不痒""无风不作痒""热微则痒"，《外科大成》中"凡风热客于皮肤，做痒起粟着，治以疏风"；《内经》中记载"诸痛痒疮，皆属于心"，然"心又主血"，认为本病"湿热隐于血，外受风邪所致"，故可从风、湿、热、气血方面着手。本病初起以实证居多，久则多为虚证，患者发病两天，故以龙胆汤加味治以清热利湿，祛风止痒。方中以龙胆汤为基础清热利湿，加刺蒺藜、荆芥、防风以祛风止痒，千里光疏风清热止痒，豨莶草味苦性温，祛风除湿；"治风先治血，血行风自灭"，故用益母草行血养血兼利水，使湿邪有出路，热邪无所依附。全方共奏清热利湿，祛风止痒之效。二诊时，患者症状缓解，但湿热之象仍在，加石膏加强清热泻火之功。结合外治调节免疫及糠酸莫米松软膏外擦抗过敏治疗，取得明显疗效。

六、瘀热互结

案　依某某，女，35岁，全身发作性皮肤瘙痒伴风团2个月余，于2018年1月30日就诊。

患者2个月余前无明显诱因出现皮肤瘙痒，伴淡红色风团，融合成片，约1小时后自行消退，不留痕迹，院外就诊，诊断为荨麻疹，先后予以依巴斯汀、氯雷他定等口服后缓解，停药后复发。今为求进一步治疗来诊。现症见：阵发性皮肤瘙痒伴淡红色风团，融合成片，皮损可自行消退，持续时间不超过24小时，消退后不留痕迹，夜间易发。每日发作2~3次。精神稍烦躁、食欲尚可，平素喜食辛辣油炸之品，因瘙痒夜间睡眠差，口干，不喜饮，饮后渴不解，大便干结难解，每日1行，小便正常。舌质暗红，苔薄白，脉沉实。

［诊断］慢性荨麻疹。

［辨证治法］证属瘀热互结。治宜泻热逐瘀，祛风通络。

［处方］桃核承气汤加减：桃仁10g，桂枝15g，炙甘草10g，芒硝10g，大黄10g，生龙骨20g，生牡蛎20g，路路通10g，千里光15g，砂仁15g，3剂水煎服。

服药方法：冷水泡药1小时，小火煮沸5~10分钟，饭后半小时服用，每次服150ml，每日2次。

二诊：皮疹发作时间、频率均较前好转，现2~3日1次，瘙痒减轻，睡眠好转，药后大便稀，每日2次。舌红，苔白，脉沉。初诊方加仙鹤草15g，再予

3剂。

按语：本例患者皮疹夜甚，口干，不喜饮，饮后渴不解，精神稍烦躁为瘀热在里之征；大便干结难解为里热实之象，以桃核承气汤加减以逐瘀泻热。方中调胃承气汤硝、黄、草清泄阳明之热；桃仁苦甘平，活血破瘀；合苦寒之大黄下瘀泻热，再以辛甘温之桂枝通行血脉，既助桃仁活血祛瘀，又防硝、黄寒凉凝血之弊。加龙骨、牡蛎以滋阴潜阳；千里光、路路通清热解毒、祛风通络止痒；佐以砂仁温中顾护脾胃。全方瘀热兼清，标本同治，俾瘀去热清则气畅血和，而风自止。二诊病情好转，效不更方，大便稀加仙鹤草以燥湿厚肠止泻。桃核承气汤出自《伤寒论》，用于瘀热互结之下焦蓄血证。在阳明热实的皮科疾患中有广泛应用。皮科疾患热盛者居多，热多易入营伤血而每多夹瘀。因此，在辨证基础上以桃核承气汤加入祛风、通络、止痒之品，常能收到良效。值得注意的是，脾胃健运与否与荨麻疹发作息息相关，因而治疗中泻热逐瘀之余，尚需注意顾护脾胃，脾胃健则运化腐熟、升清降浊之力彰，气血充盛，一则卫气实于外，邪无所侵犯；一则中焦健，无内生湿热、疾病复发之患。

七、脾胃气虚

案 尚某某，女，55岁，全身反复瘙痒伴风团1年，加重2个月余。于2019年3月4日就诊。

患者1年前无明显诱因自觉全身瘙痒，搔抓后于瘙痒部位出现风团，风团呈淡红色，部分连接成片，持续1~2小时风团可自行消退，退后不留痕迹，夜间较重。无呼吸困难、胸闷、心慌等症状。自行口服氯苯那敏，上诉症状缓解。1年期间病情反复，自行间断口服氯苯那敏、枸地氯雷他定等抗组胺药。近2个月来上述症状加重，发作频率增加。今日为求进一步中医治疗，遂至我科门诊就诊。刻下症见：自觉全身瘙痒，搔抓后于瘙痒部位出现风团，持续1~2小时风团可自行消退，退后不留痕迹。无呼吸困难、心慌胸闷，无发热恶寒，无口苦口干，纳眠可，二便调。舌红，苔薄白，脉弦细。

[诊断] 慢性荨麻疹。

[辨证治法] 证属脾胃气虚。治宜补中益气，调和营卫。

[处方] 补中益气汤加减：生黄芪45g，潞党参30g，当归15g，炒白术15g，炒柴胡10g，炙升麻10g，炙甘草10g，乌梅30g，仙鹤草30g，陈皮15g，乌梢蛇15g，3剂。

服药方法：冷水泡药1小时，小火煮开5~10分钟，饭后半小时服用，每次服150ml，每日2次。

二诊：2019年3月13日。患者经上述治疗后，瘙痒止，未发新皮疹，自觉胃胀，无胃痛、恶心呕吐等症状。纳眠可，二便调，舌红，苔薄白，脉弦细。治疗以补中益气，调和营卫有效，因患者自觉胃胀，去仙鹤草30g，加炒莱菔子

30g，继服3剂。

按语：方选补中益气汤，重用黄芪补中益气、固表为君药；潞党参、炒白术、炙甘草甘温益气健脾，共为臣药；当归养血和营，陈皮理气行滞，使补而不滞，行而不伤气，共为佐药；少入炒柴胡、炙升麻升提下陷之中气，且引芪、参走外固表，二药兼具佐使之用。另加仙鹤草补虚，因患者夜间较重加乌梅专入厥阴，和营。加乌梢蛇祛风止痒。二诊，因其胃胀，虑其补益太过，去仙鹤草30g，加炒莱菔子，消食除胀。整个临证思路可见治本求本，见病知源的思路。

八、肾阳不足，水湿内停

案　周某，男，71岁，血尿、全身风团伴瘙痒3个月。于2016年6月14日就诊。

3个月来全身泛发红色风团，瘙痒，速起速消，服依巴斯汀等抗过敏西药及犀角地黄汤、消风散、当归饮子、温清饮等多方无效。形体偏瘦，轻度贫血貌，呃逆，口干不苦，尿血，大便调，舌红，苔薄白，六脉沉细。

［诊断］慢性荨麻疹。

［辨证治法］证属肾阳不足，水湿内停。治宜温肾利水，生津润燥。

［处方］栝楼瞿麦丸加减：瓜蒌皮30g，瞿麦15g，山药30g，茯苓30g，制附子30g（另包，开水先煎），大蓟15g，小蓟15g，白茅根30g，益母草15g，马鞭草15g，白蒺藜30g，乌梢蛇15g，玉米须一握。予3剂，每剂2日，1日2次，水煎服，每次服250ml。

二诊：患者诉服药第7次，疹消痒止，3剂后血尿止，呃逆愈，但感胃隐痛。效不更方，上方加焦栀子15g，炒白术15g，炒枳实30g。

按语：本案患者年逾古稀，真阳虚衰，前医用凉血清解之品而尿血依旧，现全身风团隐现而脉沉细，辨之为少阴表证。《伤寒论》第239条"少阴病，八九日，一身手足尽热者，以热在膀胱，故便血也"。虽表里同病者常法宜先解表后治里，今反其道而行之，方选《金匮要略》中栝楼瞿麦丸，原文为"小便不利者，有水气，其人若渴，栝楼瞿麦丸主之"。今以此方清水之上源则风疹自散，补中焦之虚而呃逆自除，行下焦之气则血尿自愈。佐以凉血止血，祛风止痒之药则药半功倍。

第四章 瘙痒性神经功能障碍性皮肤病

第一节 慢性单纯性苔藓

神经性皮炎又称慢性单纯性苔藓，是一种以阵发性皮肤瘙痒和皮肤苔藓样变为特征的慢性炎症性皮肤神经功能障碍性疾病。西医认为发病与精神因素、胃肠道功能障碍、内分泌系统功能异常、体内慢性病灶感染、局部刺激等多种因素有关。中医属"牛皮癣"范畴。发病多因情志内伤、风邪侵袭诱发，营卫失和、经脉失疏、气血凝滞为其病机。

一、少阳不和

案 袁某，女，50岁，颈部皮肤苔藓样变伴瘙痒1年。于2018年9月30日初诊。

1年来无明显诱因感颈部皮肤瘙痒，反复搔抓后出现局部皮肤增厚，瘙痒剧烈时皮肤局部抓伤渗出，自行擦药膏治疗（具体不详）后症状稍缓解，但易反复发作，近期加重来诊。现症见：颈部偏左侧可见局部皮肤皮脊增厚，呈苔藓样变，部分抓痕、结痂、少量鳞屑，伴口干、口苦，纳可，眠稍差，二便调。舌质红，苔薄黄，脉弦。

［诊断］慢性单纯性苔藓。

［辨证治法］证属少阳不和。治宜和解少阳，凉血祛风。

［处方］小柴胡汤加味：柴胡25g，天花粉30g，潞党参30g，炙甘草10g，黄芩15g，干姜10g，大枣15g，牡丹皮15g，生地黄30g，赤芍30g，乌梢蛇15g。3剂，每2日1剂，水煎服。

［外治］①火针1次；②肤痔清乳膏外擦，每日2次。

按语： 本例皮损位于颈部反复发作，瘙痒剧烈，经久不愈，循经络、循部位论治，体侧、颈部均属病在少阳，皮棘增厚苔藓样变者因虚和瘀。故方选小柴胡汤，用"和法"以疗皮病。口干，去半夏加天花粉以生津止渴，效法仲景《伤寒论》第96条："若渴，去半夏，加人参合前四两半，栝楼根四两。"久病有虚和瘀，加牡丹皮、生地黄、赤芍以增强全方养血、活血化瘀之功；加乌梢蛇逐痹驱风，止疥病瘙痒，则取"治风先治血，血行风自灭"之意。

二、气滞血瘀

案　寻某，女，54岁，因头皮、枕后起苔藓样皮疹、鳞屑伴瘙痒反复发作6年，舌暗红苔薄白，脉弦，于2017年12月17日就诊。

[诊断] 慢性单纯性苔藓。

[辨证治法] 证属气滞血瘀。治宜活血化瘀，通络止痒。

[处方] 血府逐瘀汤加减：当归15g，生地黄30g，桃仁10g，红花5g，甘草10g，炒枳壳15g，赤芍30g，柴胡15g，川芎15g，桔梗15g，炒川牛膝30g，羌活10，蜈蚣2条。3剂，2日1剂，水煎服。

[外治] 双侧耳穴压豆、双侧耳尖放血。

二诊：2018年1月2日。服药后，患者鳞屑减少，瘙痒减轻，治疗有效，效不更方，继服7剂；继续双侧耳穴压豆、双侧耳尖放血治疗。

三诊：2018年1月12日。经治疗后，患者鳞屑明显减少，瘙痒减轻，苔藓样皮疹变薄，口干欲饮，前方加天花粉30g，继服7剂；外治同前。继服7剂后未再复发。

按语：患者病史长达6年，反复发作，"久病入络""久病必瘀"。方用血府逐瘀汤加减。血府逐瘀汤出自《医林改错》，由桃红四物汤合四逆散并治气血，加桔梗、牛膝升降气血。全方活血药与行气药相伍，既行血分瘀滞，又解气分郁结；祛瘀与养血同施，则活血而无耗血之虑，行气又无伤阴之弊，为活血祛瘀的代表方剂。本案患者患处位于足太阳膀胱经走行之处，加羌活引药入经，蜈蚣通络止痒。三诊患者口干欲饮，原方加天花粉生津止渴，治病治人两不误。

三、血瘀风燥

案　黄某某，男，43岁，颈部斑块伴痒2个月余。于2018年3月6日初诊。

2个月前，患者外出旅游回来后出现颈部皮肤暗红色斑块伴瘙痒，未予重视。后斑块逐渐增厚，瘙痒，为求进一步治疗来诊。现症见：颈部暗红色斑块，苔藓样变，边界清楚，周围可见少许新发扁平丘疹，散见抓痕、血痂。精神稍差，乏力易疲劳，口干不喜饮，食欲可，因瘙痒睡眠较差，二便调。舌质淡红，边有瘀点，苔薄白，脉细。

[诊断] 慢性单纯性苔藓。

[辨证治法] 证属血瘀风燥。治宜益气散瘀，祛风止痒。

[处方] 助阳止痒汤加味：黄芪50g，桃仁15g，红花5g，皂角刺15g，赤芍30g，炮穿山甲（研末吞服）5g，白蒺藜30g，炒厚朴15g。3剂，水煎服，2日1剂。

服药方法：冷水泡药1小时，小火煮开5~10分钟，饭后半小时服用，每次150ml，每日2次。

二诊：周边皮疹消退，斑块缩小变薄，无瘙痒；守上方加乌梅20g，7剂。

处方：黄芪50g，桃仁15g，红花5g，皂角刺15g，赤芍30g，炮穿山甲5g，白蒺藜30g，炒厚朴15g，乌梅20g。

按语：本例患者发病有疲劳、局部刺激诱因，伴乏力易疲劳，口干不喜饮症状，结合舌脉象，为气虚血瘀生风之证。助阳止痒汤出自《医林改错》，以黄芪补气，气行则血行；配桃仁、红花、炮山甲、皂角刺活血行瘀；加白蒺藜祛风，厚朴行气以助益气散瘀、通络止痒。二诊皮损消退明显，瘙痒缓解，加乌梅养阴润燥，再予7剂而愈。穿山甲于皮科之恶疮顽癣尤有良效，《医学衷中参西录》云其"气腥而窜，具走窜之性，无微不至，故能宣通脏腑，贯彻经络，通关达窍，凡血凝血聚为病，皆能开之"。然穿山甲为国家二级保护动物，《神农本草经》亦将其列为下品，临床使用需慎重斟酌。

第二节　瘙痒症

风瘙痒是一种无明显原发性皮肤损害而以瘙痒为主要症状的皮肤感觉异常的皮肤病，亦称痒风。《外科证治全书·痒风》记载："遍身瘙痒，并无疮疥，搔之不止。"其临床特点是：皮肤阵发性瘙痒，搔抓后常出现抓痕、血痂、色素沉着和苔藓样变等继发性损害。临床上有局限性、泛发性两种。局限性者以阴部、肛门周围最为多见，泛发性者可泛发全身。本病相当于西医学的皮肤瘙痒症。

血虚肝旺

案　王某，女，50岁，躯干及四肢皮肤瘙痒伴脱屑3个月。于2012年9月23日初诊。

症见全身皮肤干燥，伴少量脱屑，可见抓痕及血痂，情绪波动后瘙痒加剧，失眠多梦，纳可，二便调，舌红苔薄，脉弦数。

[**诊断**]皮肤瘙痒症。

[**辨证治法**]证属血虚肝旺证。治宜养血平肝，祛风止痒为主。

[**处方**]当归饮子加减：当归15g，生地30g，赤芍30g，川芎15g，荆芥15g，防风30g，生黄芪45g，制首乌30g，白蒺藜30g，龙骨15g，牡蛎15g，威灵仙15g，醋炒柴胡15g，紫草30g，乌梢蛇15g。

予6剂，每剂2日，1日2次，冷水煎服，每次服250ml。

二诊：瘙痒明显减轻，脱屑减少，情绪稳定，睡眠改善。原方减去威灵仙、紫草，加玄参30g，鸡血藤15g。继续予3剂以善后。

三诊：病情基本痊愈，嘱患者忌饮酒清淡饮食，沐浴不要过勤，水温不要过热，慎起居。

按语：该患者由于肝旺血虚不荣肤，导致全身泛发皮肤瘙痒，干燥脱屑等

"血虚风燥"之症。所以方用《济生方》中的当归饮子以养血平肝，祛风止痒。疗效可谓是立竿见影，后加玄参、鸡血藤养血滋阴，整体调理，注重根本。

第三节　结节性痒疹

结节性痒疹，又称疣状固定性荨麻疹或结节性苔藓。好发于四肢，尤以小腿伸侧多见；面部、掌跖较少累及。皮损特征为坚硬、圆形、红褐色或黑褐色丘疹或结节，表面粗糙；瘙痒剧烈。初起为淡红色丘疹，迅速变成半球形结节，顶部角化明显，呈疣状外观；皮损周围有色素沉着或苔藓样变。慢性发作，可长期不愈。中医称为"马疥""顽湿聚结"。

一、湿热内蕴

案　袁某，男，37岁，全身起红斑结节伴瘙痒3个月余，加重半月。于2018年10月10日初诊。

3个月前无明显诱因双下肢出现点片状红斑及豌豆大小暗红色结节，伴有瘙痒，起初未予重视，后逐渐扩大至全身，自行涂抹药膏无效（具体药名不详），遂来我院皮肤科门诊就诊。就诊时症见：全身散在点状红斑及豌豆大小的暗红色结节，孤立不融合，有少量抓痕，无口干、口苦，纳可少寐，舌质红，苔黄腻，脉弦数。

［诊断］结节性痒疹。

［辨证治法］证属湿热内蕴。治宜清热利湿，解毒止痒。

［处方］龙胆汤加减：龙胆草10g，川木通15g，黄芩15g，苦参10g，车前子30g，土茯苓30g，乌梅30g，苦杏仁15g，生地黄30g，牡丹皮30g，紫草30g，天花粉30g，威灵仙15g。3剂，2日1剂，水煎服。火针外治。

按语：顽湿聚结在古书中有类似记载。《医宗金鉴·外科心法要诀》中记载"疮形如粟粒，其色红，搔之愈痒"。在《诸病源候论》中也有相似记载："马疥者，皮肉隐嶙起，搔之不知痛"。笔者认为，顽湿聚结是以皮损硬坚，结节增生粗糙，伴有瘙痒为临床表现的皮肤疾病。多由夏秋湿热积聚或毒虫叮咬而成，也可由忧思郁结，七情所伤，脉络瘀阻，肌肤失养所致。本例患者临证表现，结合舌质红、苔黄腻，不难辨出，乃湿热蕴结证，故以清热利湿，解毒止痒为法。

二、气分热盛，气阴两伤

案　刘某，男，58岁，四肢、躯干结节伴剧烈瘙痒3个月。于2018年11月2日初诊。

3个月前无明显诱因四肢、躯干出现结节伴剧烈瘙痒。曾在外院诊断"结节性痒疹"。予口服西药、外用药膏（具体不详）治疗后，病情未见明显好转，瘙痒加剧。刻下症见：四肢尤以伸侧、躯干部散在黄豆大小球形、半球形丘疹、结节，表面粗糙，呈红褐色，伴抓痕、血痂。口干欲饮，饮后解渴，无口苦，无发热恶寒，纳可，因瘙痒致少寐，大便4~5日一行，小便正常。既往有糖尿病肾病、慢性肾功能衰竭、尿毒症病史28年。舌红，苔黄少津，脉细沉数。

[诊断] 结节性痒疹。

[辨证治法] 证属气分热盛，气阴两伤。治宜清热通便，益气养阴。

[处方] 白虎人参汤加减：生石膏60g，知母20g，生甘草15g，麦芽30g，北沙参30g，苍术15g，五味子10g，生黄芪50g，熟地50g，玄参30g，生大黄10g，芒硝10g。3剂，2日1剂，水煎服。

[外用] 穴位埋线，肤痔清软膏外用。

二诊： 2018年11月9日。患者诉上次治疗后，四肢、躯干无新结节，但瘙痒未减。口干好转，无口苦，大便2~3日1次，小便调。舌质红，苔黄，脉细滑数。治疗以泄热除湿，通腑通便。方药予防风通圣散加苦参10g，继续服用3剂；继续肤痔清软膏外用2次/日。

三诊： 2018年11月20日。无新生结节，自觉无瘙痒感。无口干、口苦，大便2日1次，小便可。上方去大黄、芒硝。继续服用3剂以巩固治疗。

按语： 本例患者，因热毒之邪久居耗气伤津所致。以白虎人参汤清热、益气生津，加用熟地、玄参、生大黄、芒硝为增液承气汤之意，滋阴增液，泻热通便。用生地易熟地倍增其凉血滋阴之效。加黄芪50g益气，其意为消肿排脓，促进破溃、结节愈合。五味子合甘草酸甘化阴。虑其大便秘结，予苍术，《本草求真》记载苍术能疏散阳明之湿气，通行敛涩，助增液承气汤通腑。二诊，此组方患者仍觉瘙痒，大便仍未通，予防风通圣散加大通腑之力，加除湿导热之苦参。三诊，患者痒止，大便已通，去防风通圣散之大黄、芒硝，即双解散减轻其攻伐之力。纵观整个医案，瘙痒剧烈是整个病例的核心，但笔者未用一味止痒药，整个临证思路均是通腑气以复三焦气机，正所谓"上工不治已病治未病""谨守病机，勿失气宜"。

三、湿热内蕴

案 朱某，男性，52岁，双下肢起皮疹伴瘙痒反复发作1年。于2012年7月20日初诊。

1年前无明显诱因双下肢起皮疹，瘙痒剧烈，其间到多家医院治疗，具体用药不详，病情时轻时重，症见全身皮肤散在红斑、丘疹、结节，头颈部为重，皮损色暗，可见大量抓痕及血痂，瘙痒剧烈，纳可，少寐，二便调，舌红，苔黄腻，脉弦滑。

[诊断] 结节性痒疹。

［**辨证治法**］证属湿热内蕴证。治宜清热利湿，凉血止痒为主。

［**处方**］龙胆汤加减：龙胆草10g，车前子（包煎）30g，川木通15g，苦参10g，土茯苓30g，黄芩15g，千里光15g，昆明山海棠15g，三棱15g，莪术15g，白蒺藜30g，蜈蚣2条。予6剂，每剂2日，1日2次，冷水煎服，每次服250ml。

二诊： 无新发皮疹，颜色变淡，瘙痒明显减轻，睡眠改善。随症在前方去三棱、莪术，加生槐花15g，鸡血藤15g，紫草30g。

再服10剂后皮疹基本消退，瘙痒症状消失，随访半年无复发。

按语： 本例患者，基本证型为湿热内蕴，但根据患者病程长、皮疹色暗，辨证有血瘀之故，故在清热利湿，凉血止痒的基础上，加三棱、莪术活血化瘀，理气导滞，后又加入养血活血的鸡血藤，以防活血太过而伤血。

第五章　红斑及丘疹鳞屑性皮肤病

第一节　银屑病

银屑病是一种免疫介导的多基因遗传性皮肤病，临床表现以红斑、鳞屑为主，全身均可发病，以头皮及四肢伸侧较为常见，多种环境因素如遗传、感染、免疫异常、内分泌因素等均可诱导发病。银屑病属中医"白疕"范畴。《外科大成》云："白疕，肤如疹疥，色白而痒，搔起白疕，俗称蛇虱，由风邪客于皮肤，血燥不能荣养所致。"《外科证治全书》云："白疕……皮肤燥痒，起如疹疥而色白，搔之屑起，渐至肢体枯燥拆裂，血出痛楚，十指间皮厚而莫能搔痒。因岁金太过，至秋深燥金用事，易得此证，多患于血虚体瘦之人。"发病总因营血亏损，化燥生风，肌肤失养所致。初起多为风寒或风热之邪侵袭肌肤，以致营卫失和，气血不畅，郁于肌表；或兼湿热蕴积，阻于肌表。病久则气血耗伤，血虚风燥，肌肤失养；或因营血不足，气血循行受阻，瘀阻肌表；或禀赋不足，肝肾亏虚，冲任失调，营血亏虚。

一、血热风燥

案　胡某，女，15岁。躯干、四肢起红斑、鳞屑8年，加重1个月。于2018年6月22日初诊。

8年前无明显诱因，四肢起少量点状红斑，上覆少量银白色鳞屑，鳞屑易脱落，无明显痒痛，至当地医院治疗（具体不详）后症状稍好转，此后病情反复发作。1个月前无明显诱因，病情加重，延及躯干，遂来就诊。刻下症见：躯干、四肢起红斑，上覆薄层银白色鳞屑，无明显痒痛，无畏风恶寒，无汗，纳眠可，二便调。

［诊断］寻常型银屑病。

［辨证治法］证属血热风燥。治宜清热凉血，祛风润燥。

［处方］荆芩汤加味：紫草30g，赤芍30g，生地黄30g，牡丹皮15g，黄芩15g，荆芥15g，土茯苓30g，茵陈15g，白鲜皮30g，忍冬藤30g，僵蚕15g。3剂，每2日服1剂，水煎服。

［外治］予外搽"院内黄金万红膏""卡泊三醇软膏"每日2次。予紫外光照射，每日1次。

二诊：患者诉经上述治疗后，皮疹颜色明显变淡，鳞屑减少，纳眠可，二便正常。舌红苔白腻，脉滑。治以清热利湿，祛风消疹。

[**处方**]《温病条辨》三仁汤加味：薏苡仁30g，苦杏仁15g，白豆蔻10g，淡竹叶5g，通草5g，炒厚朴15g，滑石（包煎）30g，法半夏15g，玄参30g，麦冬30g，乌梅20g，僵蚕15g。继服7剂，皮疹明显消退。

按语：该患者素体蕴热偏盛，时值青年，血气方刚之际，复感风热邪气，致使血热内盛，热盛生风化燥，外发肌肤致疹。一诊患者皮疹色红，鳞屑薄且易脱落，舌红苔薄黄，故予刘复兴教授自拟荆芩汤凉血祛风，方中重用紫草以凉血活血、消斑透疹。二诊皮疹渐消，颜色变淡，鳞屑减少，舌红苔白腻，热象渐除，湿象渐显，故换方《温病条辨》"三仁汤"清热利湿，清解湿毒。

二、湿热蕴肤

案 胡某某，男，25岁，头面、躯干、四肢出现红斑、丘疹、鳞屑伴痒3年余，加重1周。于2018年1月2日初诊。

患者3年前无明显诱因出现，头面、躯干、四肢红斑、丘疹、鳞屑，瘙痒，院诊断为银屑病，予卡泊三醇等治疗后好转。此后病情反复发作。1周前患者进食龙虾后上述症状加重，遂来诊。刻下症见：头面，躯干、四肢泛发大小不等鲜红至暗红斑、丘疹，部分融合成片，上覆较多银白色鳞屑，皮疹以躯干、四肢为重，阿氏征（+），束发征（+）。皮损瘙痒不甚，伴咽痛，咽充血（+++），稍有口干、饮水可解、口苦、胸闷，无恶寒发热，纳眠可，大便成形，每日1次，小便黄。舌质红，苔白厚腻，脉滑数。家族史：其姐患银屑病。

[**诊断**] 寻常型银屑病。

[**辨证治法**] 证属湿热蕴肤。治宜利湿化浊，清热解毒。

[**处方**] 甘露消毒丹加味：白豆蔻10g，广藿香10g，茵陈15g，滑石粉（包煎）30g，川木通15g，石菖蒲10g，黄芩15g，连翘15g，浙贝母10g，射干15g，薄荷5g，白花蛇舌草15g，麦冬20g，山楂15g。3剂，每2日服1剂，水煎服。

二诊：2018年1月15日。患者头面、躯干的红斑、丘疹消退明显，四肢红斑部分消退，鳞屑减少，瘙痒缓解，咽无充血，大便稀、每日3次，小便黄，食欲稍差，眠可，舌质红，苔微黄腻，脉滑。经治疗后患者湿热之象已减，咽痛缓解，予以三石汤加减，以清热凉血利湿。

[**处方**] 生石膏50g，滑石（包煎）30g，通草5g，竹茹5g，苦杏仁15g，煅磁石15g，炒川牛膝30g，威灵仙15g，蝉蜕5g，王不留行15g，槐花15g，7剂，水煎服，2日1剂，每日2次。

三诊：2018年2月2日。患者双下肢见散在红斑、丘疹，少许鳞屑，无瘙痒，咽无充血（+），无咽痛，稍有腹胀，大便干，2日1次，小便稍黄。舌质红，苔黄腻，脉滑。上方去王不留行、槐花、蝉蜕，加金银花15g，厚朴15g，大黄10g，苏木15g，再予7剂，皮损完全消退，诸症缓解。

按语： 中医临床辨证白疕以湿热为患居多；西医学研究表明，银屑病的复发加重与咽部链球菌感染密切相关。甘露消毒丹出自《医效秘传》，原方用于治疗湿温时疫，邪在气分，湿热并重证，具有清热解毒，利湿化浊之功。综观全方，利湿清热，两擅其功，以芳香行气悦脾，寓气行则湿化之义；藿香、石菖蒲、白豆蔻气味芳香而兼具外透宣发之功；佐以清热解毒，散结消肿之品，一方兼具清热利湿、芳香化湿、解毒利咽之功，用于治疗湿邪弥漫，脾困失运，热毒上攻之皮肤病疗效甚佳，暑湿季节使用兼具芳香透表之功。该患者初诊用甘露消毒丹加白花蛇舌草清热解毒、麦冬清热生津、山楂健脾消食，促进致敏食物代谢，故皮疹部分消退，咽痛缓解，舌苔较前变薄，湿热之象较前减轻，尤以热象减轻明显。二诊予以三石汤去寒水石、金银花，加煅磁石平肝潜阳，威灵仙祛风除湿，炒川牛膝、王不留行活血化瘀，槐花清热凉血，蝉蜕宣散风热、透疹利咽；三诊患者皮疹消退明显，但有大便干、腹胀表现，加金银花清热解毒，厚朴、大黄、下气除满，清火泄热，通调三焦气机，苏木15g行气散瘀、理气化湿，合而见效。

三、湿热内蕴

案 陈某，男，66岁，因"右小腿起红斑丘疹、鳞屑反复发作15年"，于2018年2月19日初诊。

15年前无明显诱因，右小腿出现红斑、丘疹、鳞屑，未系统诊治，自行涂擦药膏（具体药名、药量不详），病情时好时坏，皮疹反复发作，后自行涂擦药膏症状也无改善，遂来求诊。刻下证候：右下肢起红斑、丘疹，融合成片，上覆薄层银白色鳞屑，咽红，纳食一般，眠可，大便稀溏，小便尚可。舌质红，苔白厚腻，脉滑。

［诊断］寻常型银屑病。

［辨证治法］证属湿热内蕴，治宜清热利湿、通络消疹。

［处方］三仁汤加减：苦杏仁10g，白豆蔻10g，薏苡仁30g，淡竹叶5g，炒厚朴15g，川木通15g，滑石粉（包煎）30g，法半夏15g，羌活10g，独活15g，威灵仙15g，蜈蚣2条。3剂，每2日1剂，水煎服。

［外治］予外搽黄金万红膏，每日2~3次。刺络拔罐1次。

1周后复诊，患者经上述治疗后，皮疹消退一半左右，无新发皮疹，纳眠可，二便调。守上方，加秦艽15g。继予7剂内服，皮疹基本消退。

按语： 该患者乃长期饮食不节，损伤脾胃，水液运化失调，聚湿化热，发于肌表。故见纳食一般，大便不成形，咽红，皮肤起红斑丘疹。舌红、苔白厚腻、脉滑等一派湿热内蕴之征。故选用《温病条辨》三仁汤以宣上、畅中、渗下，调畅气机、清利三焦湿热，方药对的，久病亦已。

四、湿热夹瘀

案 王某，男，40岁。因全身泛发红斑、丘疹、鳞屑伴瘙痒8年，加重1月，于2018年6月29日就诊。躯干、四肢多处皮肤泛发红斑、丘疹，上覆盖银白色鳞屑，皮疹色深红，压之褪色，以背部、双下肢为甚，瘙痒剧烈，夜间尤甚，纳眠可，口干，大便溏，小便不利，舌质红，苔白厚腻，脉弦细。

[诊断] 寻常型银屑病。

[辨证治法] 证属湿热夹瘀。治宜化气利水，清热解毒。

[处方] 五苓散加减：猪苓10g，茯苓20g，炒泽泻30g，炒白术15g，桂枝15g，桔梗15g，苦杏仁15g，白花蛇舌草15g，石膏50g，蜈蚣2条。3剂水煎服，2日1剂。

配合外用院内黄金万红膏、院内消炎止痒散、院内润肤止痒散、卡泊三醇软膏。并嘱饮食宜忌。

二诊： 2018年7月23日。诉无新发皮疹，原发皮疹颜色变淡、脱屑，瘙痒较前减轻，感咽痛、口苦、二便调，舌质红，苔白厚腻，脉弦。

[辨证治法] 辨证湿热之邪结于半表半里之间。治以和解少阳，利水渗湿。

[处方] 柴苓汤加减：柴胡15g，黄芩15g，潞党参30g，法半夏15g，猪苓10g，茯苓20g，炒泽泻30g，炒白术15g，桂枝15g，桔梗15g，甘草10g，僵蚕20g。3剂水煎服。

三诊： 2018年7月30日。皮疹较前进一步消退，感胃烧灼感，胸口热，咽痛，口苦较前稍缓解，舌质红，苔黄腻夹瘀，脉弦滑。治以调和肝脾，寒热平调。

[处方] 半夏泻心汤加减：法半夏15g，黄芩15g，黄连15g，干姜10g，大枣15g，炙甘草10g，潞党参30g，柴胡15g，龙胆草10g，生牡蛎20g，白薇10g，栀子15g，淡豆豉15g，乌梢蛇15g。3剂继服，疹退痒止。

按语： 本案患者病史长，症状反复发作，瘙痒明显，根据舌脉证，辨证为湿热夹瘀。湿热病邪分属阴阳，病机寒热错杂，可因湿所致，也可因湿而发，湿热在临床常常混杂而至，也可互相转化。湿热病机虽然复杂，只要辨证分清阴阳，湿者以淡渗，热者以苦燥。临床可分为湿重于热，热重于湿，或湿热并重。清热伤阳则湿盛，燥湿伤阴则热盛，"治湿不利小便，非其治也"，针对这一复杂病机，笔者认为湿有形而热无形，治湿热应利小便，顺势治下，使在上之热无所依附，湿去则热孤，热即随湿去。本案患者湿、热、瘀夹杂，如油裹面，根据患者不同时期症状，治疗应有所侧重，首要利湿，热随湿去；后期以活血化瘀为法，治疗因久病而致的瘀血停滞。

五、风热毒蕴

案 肖某某，女，40岁，四肢、躯干出现红斑、鳞屑6年。于2018年8月13日初诊。

患者6年前无明显诱因，四肢、躯干出现片状红斑，上覆干燥银白色鳞屑，伴瘙痒，曾至当地医院就诊，诊断为"寻常型银屑病"，予口服药物、外用药膏及光疗（具体用药不详）治疗后，病情有所减轻。6年来病情反复发作，冬重夏轻，经外擦药膏及光疗后可有减轻。刻下症见：四肢、躯干散在片状红斑，上覆干燥银白色鳞屑，时感咽干咽痛，无口苦、口干，无发热恶寒，纳眠尚可，二便调。舌质红，苔白厚腻，脉滑。

［**诊断**］寻常型银屑病。

［**辨证治法**］证属风热毒蕴。治宜清热解毒，凉血止痒。

［**处方**］牛蒡甘桔汤加味：牛蒡子15g，桔梗15g，陈皮15g，甘草10g，天花粉15g，黄连10g，川芎15g，赤芍15g，苏木15g，僵蚕15g，白花蛇舌草15g。3剂，每2日1剂，水煎服。

［**外治**］院内黄金万红膏外用，每天2次；埋线治疗，每周1次。

半月后复诊：患者红斑色淡、面积未扩大，咽干、咽痛明显好转，纳眠可，二便调，舌红，苔薄黄，脉弦。治疗以清热解毒，凉血止痒有效，效不更方，原方去陈皮加乌梅30g，7剂内服，外治同前。继服7剂后，无咽痛，皮疹基本消退。

按语： 本例患者久病不愈，风热毒邪侵袭肌肤，日久化热，耗伤气血，肌肤失养所致。方选牛蒡甘桔汤，出自《外科正宗》，主治颐毒，表邪已尽，耳项结肿，微热不红疼痛者。方中牛蒡子、桔梗可清热利咽、解毒散结；黄连清热解毒；陈皮健脾燥湿；天花粉清热生津；川芎、赤芍行气活血；苏木活血通经；僵蚕祛风解毒；白花蛇舌草清热利湿解毒，抗增生；甘草健脾，调和诸药。笔者主抓病机，方机相应，选方巧妙，"见病知源，独见神机"，随"机"出方而不越矩，以达"神用无方"。

六、外寒里饮

案 吴某某，男，60岁，头部起暗红斑、鳞屑伴瘙痒反复发作3年，加重1个月。于2018年7月16日初诊。

3年前无明显诱因头部出现暗红斑、鳞屑，伴瘙痒。外院就诊，诊断为"银屑病"，经治疗后好转出院。1个月前无明显诱因皮疹增多，遂来诊。刻下症见：头部泛发大小不一暗红色斑块，上附有鳞屑，间见抓痕，口干黏，舌暗红，苔白腻，脉弦。

［**诊断**］寻常型银屑病。

［辨证治法］证属外寒里饮。治宜温肺化饮，补气活血。

［处方］小青龙汤加减：麻黄10g，芍药15g，干姜10g，甘草10g，桂枝15g，细辛6g，五味子15g，法半夏15g，生黄芪30g，三棱16g，莪术15g。3剂，水煎服，日2次，2日1剂。

［外治］埋线治疗。外擦卡泊三醇乳膏。

二诊：患者诉瘙痒明显好转，皮损大部分消退，稍有腹胀，舌红苔白，脉弦滑，效不更方，继予上方加陈皮10g。外治同前。继服3剂后疹消痒停。

按语：本例患者舌暗红、苔白腻，口干黏，属表寒引动内饮所致。若不解表而徒治其饮，则表邪难解；若不化饮而专解表，则水饮难除，故应表里双解。患者年纪较大，病史长，久病必有虚瘀，故一诊时在温肺化饮同时又注重补气活血，方中麻黄、桂枝为君，发汗以解表，干姜、细辛温肺化饮，五味子敛肺，芍药和营，半夏燥湿和胃，黄芪补气行血，三棱、莪术破血逐瘀。二诊时患者病情明显好转，效不更方，因有腹胀，加陈皮以理气调中。在诊治过程中，内外合用尤为重要，外用药可直达病所，起到直接治疗皮损的作用。

七、脾虚湿盛

案 胡某某，女，28岁，四肢、躯干反复出现红斑、丘疹、鳞屑，伴瘙痒10余年，复发加重1周。于2017年12月8日就诊。

10余年前，患者皮肤擦伤后出现四肢、躯干红斑、丘疹，上覆银白色鳞屑，伴瘙痒，遂到当地医院就诊，诊断为银屑病，予以治疗后缓解（具体不详）。此后十余年间，皮疹反复发作，冬重夏轻，均可经服中药等治疗后缓解。1周前，因进食火锅后患者再次出现四肢、躯干散在鲜红斑、丘疹，上覆较多银白色鳞屑，头皮鳞屑增多，今为进一步治疗来诊。现症见：躯干、四肢散在红斑、丘疹，皮疹无融合，上覆较多银白色鳞屑，瘙痒不甚，头皮鳞屑较多，无束状发，精神、食欲稍差，睡眠尚可，大便正常，每日1行，小便正常。舌质淡红，苔白腻，脉细滑。

［诊断］寻常型银屑病。

［辨证治法］证属脾虚湿盛。治宜清热利湿。

［处方］三仁汤加减：白豆蔻10g，薏苡仁30g，苦杏仁15g，炒厚朴15g，川木通15g，滑石粉（包煎）30g，法半夏15g，淡竹叶5g，白花蛇舌草15g，连翘15g，麦冬20g，乌梅20g，僵蚕15g，7剂，水煎服，2日1剂。

二诊：躯干、四肢红斑、丘疹消退明显，鳞屑多，瘙痒明显减轻，诉皮肤干燥，口干，舌质淡红，苔薄少津，脉细。

［处方］养血润肤汤：天门冬15g，麦门冬30g，生地30g，牡丹皮15g，赤芍30g，白芍30g，柏子仁30g，炒酸枣仁30g，制首乌30g，白蒺藜30g，生黄芪40g，乌梢蛇30g，7剂，水煎服，2日1剂。

服药方法：冷水泡药1小时，小火煮沸5~10分钟，饭后半小时服用，每次150ml，每日2次。

三诊：躯干、四肢红斑、丘疹消退明显，诉头皮鳞屑较多，口干不欲饮，舌尖红，苔薄白，脉细涩。

［**处方**］血府逐瘀汤加味：桃仁15g，红花5g，当归15g，川芎15g，生地30g，赤芍30g，柴胡15g，炒枳壳15g，桔梗15g，炒川牛膝30g，白蒺藜30g，全蝎5g，3剂，水煎服，2日1剂。巩固治疗。

按语：本例患者病程较长，这次在易感季节因饮食诱发，结合其体质及舌脉象，存在脾虚湿阻及阴虚失养表现，治疗以《温病条辨》三仁汤加减清热利湿，宣畅气机。方中杏仁宣利上焦肺气，气化则湿化；白蔻仁芳香化湿，行气宽中，畅中焦之脾气；薏苡仁甘淡性寒，渗湿利水而健脾，使湿热从下焦而去。三仁合用，三焦分消；滑石、通草、竹叶甘寒淡渗，加强利湿清热之功；半夏、厚朴行气化湿，散结除满，三焦畅达，则湿无所聚。另加白花蛇舌草、连翘加强清热解毒之功；麦冬、乌梅酸甘化阴补阴血之不足；僵蚕祛风以止痒。二诊患者舌苔转薄白，诉皮肤干燥，鳞屑多，予以养血润肤汤。养血润肤汤为刘复兴教授自创方，用于治疗血虚阴亏型皮肤病。方以天门冬、麦门冬养阴清热；生地滋阴凉血；丹皮清热凉血；赤芍凉血活血；白芍补虚生新；柏子仁、酸枣仁酸甘化阴，又兼酸以入肝而养肝润燥；黄芪、制首乌补气益精血；白蒺藜、乌梢蛇祛风通络止痒。三诊皮损大部消退，唯头皮鳞屑多，口干不欲饮，舌尖红，脉细涩，此为内有瘀血，血不养肤之象，予血府逐瘀汤活血化瘀，加刺蒺藜祛风止痒，全蝎祛风通络，俾瘀血去，经络通则气血畅，肌肤得养，皮疹得愈。

八、血热风燥

案 张某某，男，75岁。全身红斑、鳞屑伴瘙痒20年，再发加重1周。于2018年7月9日初诊。

患者20年前无明显诱因头部，四肢出现红斑、鳞屑，于外院诊断为"银屑病"。20年来皮疹反复发作，自行外用药膏控制（具体不详），自诉1周前食用海鲜后上述症状复发并加重，现全身散在红斑、丘疹，部分融合成大片，呈地图状，边界清楚，上覆干燥银白色鳞屑，手指甲板增厚损害，双上肢及腹部瘙痒明显，手足心发烫，双下肢轻度凹陷性水肿。口干欲饮，纳眠一般，大便干，需用开塞露助通便。舌红、苔白腻，脉弦滑。

［**诊断**］寻常型银屑病。

［**辨证治法**］证属血热风燥。治宜清热凉血，祛风止痒。

［**处方**］荆芩汤合白虎玄参汤加减：荆芥15g，黄芩15g，生地黄30g，牡丹皮30g，赤芍30g，紫草30g，生石膏60g，炒知母20g，玄参30g，甘草10g，白鲜皮30g，千里光15g，土茯苓30g，防风30g。

［外治］院内消炎止痒散合润肤止痒散，院内黄金万红膏。

二诊：2018年7月16日。患者皮疹颜色转淡，鳞屑稍减，瘙痒减轻，双下肢无明显水肿，口干明显缓解，大便情况稍改善，舌红，苔白腻，脉弦。守上方去白虎玄参汤，加杏仁10g，乌梅15g，续服6剂以巩固疗效。

按语：荆芩汤组成为荆芥、黄芩、生地、牡丹皮、赤芍、紫草，是国家级名中医刘复兴教授自创方剂，功效清热凉血，祛风止痒。患者大片红斑、鳞屑泛发、口干欲饮、手足发热，是气分热盛而津液不足，故取白虎人参汤之意，以玄参代人参，加强清热润燥之功。加白鲜皮、千里光，加强清热解毒止痒；土茯苓除湿解毒；防风为"风药之润剂"，祛风除湿、润燥止痒。二诊患者口干缓解，皮疹色减，故去白虎玄参汤，另加杏仁、乌梅以养阴生津润肤。

九、血热风燥、热毒炽盛

案　赵某，男，40岁。双手掌起红斑、脱屑、脓疱伴痒痛4个月。于2018年2月9日初诊。

患者4个月前上呼吸道感染后双手掌出现红斑、脱屑、脓疱，在外院诊断为"掌跖脓疱病"，予卤米松外擦，皮疹部分消退，但反复发作，时轻时重。现双手掌暗红斑、脱屑，红斑上可见深在小脓疱，以大鱼际为重，自觉灼热痒痛。咽充血，大便偏干，舌红苔黄腻，脉弦滑。

［诊断］掌跖脓疱病。

［辨证治法］证属血热风燥、热毒炽盛。治宜泻火解毒、凉血止痒。

［处方］皮内4号方加减：川黄连10g，黄芩15g，黄柏15g，栀子15g，水牛角30g，云南茜草根30g，生地榆30g，昆明山海棠15g，虎杖15g，马勃15g，青黛（包煎）15g，蜈蚣10g。

［外治］院内消炎止痒散。

二诊：2018年2月19日。红斑颜色变淡，脓疱基本干瘪，无新发脓疱，脱屑较多，伴瘙痒，咽充血不明显，舌红苔黄，脉弦。上方去马勃、青黛，加乌梅15g，杏仁10g，麦冬30g。

［外治］院内润肤止痒散、黄金万红膏。

三诊：2018年2月28日。红斑颜色明显转淡，未见脓疱，少量脱屑，瘙痒减轻，舌红苔薄黄，脉弦。为巩固疗效，守上方去虎杖续服6剂。

按语：掌跖脓疱病为局限型银屑病表现，本病虽局限于掌跖部，却是整体血热、毒盛的体现。患者一诊时皮疹颜色暗红，脓疱较多，自觉灼热痒痛，结合咽充血、舌脉情况，一派热毒之象。皮内4号为黄连解毒汤加水牛角、小红参、地榆、昆明山海棠。云南茜草根（小红参），具有补血活血、祛风除湿、软坚散结的功效；昆明山海棠为银屑病（白疕）专病用药，可在辨证基础上用于各型白疕，但需注意用量及观察有无毒副作用；水牛角、生地榆凉血解毒；虎杖有清热解毒之功，且可通便；马勃、青黛清热解毒、利咽；蜈蚣走窜通达，攻毒疗疮。二诊患者皮疹好转，脱屑较多，舌苔稍薄，咽充血不显，是热毒势减而阴液内伤之象，故去马勃、青黛，加乌梅、杏仁、麦冬以养阴生津、去腐生新。

第二节　红皮病

红皮病指一种以全身皮肤弥漫性潮红、肿胀、脱屑为特征的炎症性皮肤病，病变累及全身90%以上皮肤，病因复杂多样，是一种混合性的皮肤病。中医可归属"红皮、火丹疮、红烛疮"等病范畴。中医病因多认为一是禀赋不足，感受外来湿热火毒；二是皮肤病失治误治致湿热火毒内生或加剧。其病机多为湿热火毒炽盛，入于营血，燔灼气血，伤阴耗津，气血两燔，内伤脏腑，外泛肌肤，发为本病。

一、湿热壅盛，毒郁肌肤

案　龚某，男，74岁，全身皮肤潮红、肿胀、鳞屑40天。于2018年7月6日初诊。

40天前无明显诱因全身皮肤出现潮红，肿胀、剧烈瘙痒，严重影响日常生活，遂至云大医院呈贡皮肤科就诊，收住院治疗，诊断为红皮病。经治疗（具体诊疗不详）效果不佳，由该院医师推荐来诊。现症见：全身皮肤弥漫性潮红、肿胀、脱屑，伴瘙痒剧烈，可见抓痕，部分有渗出和结痂，皮肤灼热感明显，遇热时瘙痒加重，夜间需吹电风扇才能入睡，无口苦、口干、咽喉痛，无汗出。精神、饮食、睡眠稍差，小便黄，便秘（近1周未解）。舌红，苔黄厚腻，脉弦滑。全身90%以上皮肤弥漫性潮红、肿胀、脱屑，可见抓痕，部分有渗出和结痂，皮温升高。

[诊断]　红皮病。

[辨证治法]　证属湿热壅盛、毒郁肌肤。治宜清热燥湿，泻火解毒。

[处方]　麻黄杏仁石膏甘草汤加味：麻黄15g，杏仁15g，生石膏50g，甘草10g，紫草30g，生地黄30g，牡丹皮15g，赤芍30g，水牛角30g，大黄10g，防风15g。3剂，2日1剂，水煎服。

[外治]　①放血，双耳豆治疗1次；②院内消炎止痒散6袋，每日2次，煮水外洗。

二诊：2018年7月13日。患者皮损好转80%，红斑消退，少量脱屑，结痂，偶有瘙痒，能正常入睡，感乏力，大便每日1行，舌红、苔白腻，脉弦。效不更方，上方去大黄，加仙鹤草30g，石斛15g。继服3剂。

[外治]　①放血，双耳穴压豆1次；②院内润肤止痒散6袋，每日2次，煮水

外洗。

三诊：2018年7月20日。服药后，患者皮肤近愈，无新发皮损，皮肤稍干燥，偶感瘙痒，口干苦，舌红、苔白腻，脉滑。效亦更方，治以清热益气生津，竹叶石膏汤加柴胡15g，龙胆草10g，牡蛎20g，继服3剂。

四诊：2018年8月3日。服药后复诊，皮损已愈，时感头皮，后背瘙痒，但不剧烈，无口干、口苦，小便黄，大便调，舌红、苔白微腻，脉滑。效不更方，上方去柴胡、龙胆草、牡蛎，加黄芪30g，当归15g，赤芍30g，乌梢蛇15g。继服3剂。

按语：初诊时该患者皮损处于潮红，肿胀、剧烈瘙痒的急性期，其肌肤灼热，难以入睡，甚则吹风扇入睡，肌肤郁热较重，便秘，尿黄，结合舌脉象，属湿热火毒炽盛，气血两燔，内伤脏腑，外泛肌肤，治以清热燥湿、泻火、凉血解毒为主，方药予麻黄杏仁甘草石膏汤加紫草、生地黄、牡丹皮、赤芍、水牛角、大黄、防风，以加强清里解毒、凉血活血之力。底方麻黄杏仁甘草石膏汤原出自于《伤寒论》第63、162条，是仲景专设清肺热之"肺热汗出而喘"之特效方。此患者虽无汗出而喘，但肺合皮毛，其肺热壅盛之候表现于皮肤的热、红、肿、痒，湿则渗出、肿胀感。故仍可用此方清泻肺热，加大黄，解表清里，肺热从大肠分泄，使内外阴阳谐和，疾病乃愈。二诊治疗时患者皮疹消退80%，验证前治疗有效，因患者感乏力，且大便每日一行。药随病转，去大黄取"中病即止"之意，加仙鹤草、石斛。仙鹤草又名脱力草，其除具有活血止血，治吐衄外，还可退热，此处用于退余热同时扶正气；石斛除生津强阴之外，可长肌肉，逐皮肤邪热痹气。三诊时患者已近愈，结合皮损，舌脉象，患者疾病已进入后期，此时虽无新发皮损，但皮肤干燥，时感瘙痒，口干苦，舌红、苔白腻、脉滑。疾病后期，余热未清，炉烟始灭，灰中有火，病邪重来，方随机转，效亦更方，予竹叶石膏汤加味，清余热、益气阴、生津液。口干苦予专用角药柴胡、龙胆草、牡蛎治疗。四诊时皮损愈，无口干苦，时感头、背瘙痒，故上方去柴胡、胆草、牡蛎，加黄芪、当归、赤芍、乌梢蛇，以调和气血，扶正祛邪。整个疾病治疗过程辨证准确，选方合理，急性期以驱邪、清热解毒、凉血，佐以解表，后期治疗以扶正祛邪为主，避免闭门留寇，致病情复发，正复邪去，其病自安。

二、血热阴虚

案 卢某某，女，49岁，全身反复起皮疹伴痒20年，红皮1年，加重2个月。于2019年3月3日就诊。

患者于20年前因头部外伤后头部出现红斑、鳞屑，后皮损逐渐延及背部及双下肢，未予重视，自行外用多种药膏（具体不详），病情持续加重；1年前无明显诱因全身泛发弥漫性红斑，上覆大量银白色鳞屑，未就诊，未行任何治疗；

2个月前因感冒输液后上述症状再发加重。刻下症见：全身泛发弥漫性红斑，上覆大量银白色鳞屑，瘙痒明显，皮温高，伴双下肢肿胀，双眼干燥，不能完全闭合，双下眼睑外翻，束发征（+），阿氏征（+），指甲增厚、变形。时有心慌，近来自觉恶寒怕冷，测体温38.4℃，纳眠可，大小便正常。发病以来，精神状态一般，体重无明显变化。舌红，苔薄黄，脉弦数。

［诊断］红皮型银屑病。

［辨证治法］证属血热阴虚，治宜清热凉血，养阴祛风。

［处方］荆芩汤合白虎汤加减：荆芥15g，黄芩15g，生地黄30g，牡丹皮30g，赤芍30g，紫草30g，生石膏100g，炒知母30g，怀山药30g，白鲜皮30g，地肤子30g，防风30g，玄参60g，水牛角30g，鸡血藤30g。

［外治］予院内消炎止痒散合润肤止痒散以消炎润肤止痒；青鹏合黄金万红膏清热凉血润肤。

二诊： 2019年3月7日。经上述治疗后，全身泛发弥漫性红斑，颜色较前变淡，鳞屑减少，瘙痒缓解，双下肢肿胀稍减轻，双眼干燥、双下眼睑外翻减轻，恶寒怕冷明显减缓解，舌红，苔薄微黄，脉弦数。患者体温正常，生石膏减量为50g，知母15g，继服2剂，外用药不变。

三诊： 2019年3月11日。全身皮疹明显消退，局部已出现正常皮肤，鳞屑明显减少，瘙痒明显缓解，双下肢肿胀明显减轻，双眼能闭合完全，眼睑外翻已消失，无恶寒怕冷等症状，束发征（±），阿氏征（±），舌淡红，苔薄白，脉弦数。原方去玄参，加潞党参15g，继服5剂，外用不变。

按语： 本案患者因外感风寒后，郁久化热，蕴于血分，血热生风，发于肌肤，故见全身泛发弥漫性红斑；热盛伤津，肌肤失养，致皮肤大量脱屑，双眼干燥，双眼睑外翻；血热生风，致皮肤瘙痒；外感邪气，肺的宣发肃降功能失常，不能通调水道，故见双下肢肿胀；舌红，苔薄黄，脉弦数为血热风燥之证。银屑病之病因，风热蕴肤为标，血热蕴毒为本。运用刘复兴教授自创荆芩汤正对此证。方中黄芩、生地、丹皮、赤芍、紫草清热解毒，凉血活血，因患者皮损面积大，且颜色暗红，故加玄参、水牛角增强清热凉血之功效，加鸡血藤行血补血，祛邪不忘扶正，同时还体现了"治风先治血，血行风自灭"的理论；防风味辛甘、微温，荆芥味甘、微温，两药配伍在此有两层含义：既可祛风止痒，又可解表散邪，而肺又主表，增强了肺的宣发功能，其肃降功能自然正常，达小便通畅，双下肢肿胀可明显缓解。患者时有发热，是邪气由卫分转入气分，《素问》曰："善诊者察色按脉，先别阴阳。"《伤寒论》："病有发热恶寒者，发于阳也，无热恶寒者，发于阴也。"该病为阳证。热盛伤津，全身大量脱屑、双眼干燥、眼睑外翻，故不能苦寒直折，只能清热生津最宜，方中加白虎汤以清气分热，去甘草，防止水液停留；大剂量石膏辛甘大寒，意为清肺胃气分之热，解决发热症状，知母可增强石膏清热生津之力，又可滋阴润燥，两药配伍可改善伤津的表现；粳米可替换为山药，肺脾肾三脏同调，生津润燥；佐以白鲜皮、地肤子清热解毒，除湿止痒，加强止痒以治标。标本同治，效果显著。2剂后体温正常，未再发热，余症状均有好转，上方中石膏、知母均减半，体现中病即止。三诊时患者血热症状明显缓解，故守上方去玄参，加潞党参意为疾病后期，中气不足，津液耗伤，以补中益气，生津养血，效果甚佳。消炎止痒散（龙胆草、仙鹤草、白头翁、苦参各30g）配合润肤止痒散（藿香、香薷、茵陈、透骨草各30g）药浴，外擦青鹏软膏合院内黄金万红膏清热解毒消炎，润肤止痒，药能直达病所，也是取效的重要环节。

第六章 血管炎和脂膜炎

第一节 过敏性紫癜

过敏性紫癜，又名变应性紫癜，属中医学"葡萄疫""紫斑病""血证"的范畴，是一种以小血管炎为主要病变的全身性血管炎综合征，以皮肤紫癜、消化道黏膜出血、关节肿痛和肾脏损伤（血尿、蛋白尿等）为主要临床表现。本病一年四季均可发生，但以冬春季发病较多。各年龄段均可发病，以学龄儿童最多见，3~14岁为好发年龄。男孩多于女孩，男女发病比例为（1.4~2）：1。

一、热入营血，气阴两伤

案 马某，男，29岁。双下肢瘀点、瘀斑6年，加重伴双下肢酸痛1个月。于2018年11月9日初诊。

6年前无明显诱因双下肢出现散在瘀点、瘀斑，伴刺痛，无发热、咽痛等症状，遂至当地医院就诊，诊断为"过敏性紫癜"，经治疗后有所好转（具体用药不详），6年来时有反复。1个月前无明显诱因上述症状再发加重。刻下症见：双下肢散在大小不等瘀点、瘀斑，压之不褪色，伴双下肢酸胀疼痛，口干不苦，无恶寒、发热，无腹痛、腹胀、黑便，无关节疼痛，纳眠可，二便调。舌质红，苔薄黄，脉细弦。

[诊断] 过敏性紫癜。

[辨证治法] 证属热入营血，气阴两伤。治宜清热解毒，凉血养阴。

[处方] 化斑汤加味：生石膏60g，炒知母20g，浮小麦30g，玄参30g，甘草10g，水牛角末30g，大蓟15g，小蓟15g，白茅根30g，路路通5g，益母草15g，僵蚕15g。3剂，2日1剂，水煎服。

二诊：2018年11月16日。经上述治疗，患者诉皮疹部分减退，无腹痛、泄泻等不适，纳眠可，二便调，舌质红，苔薄黄，脉细弦。治疗有效，守上方去益母草，加仙鹤草30g，继服3剂，穴位埋线治疗1次。

三诊：2018年11月23日。病情同前，时感口干，无恶心呕吐等不适，纳眠可，二便调，舌质红，苔薄黄，脉细弦。守上方去仙鹤草，加天花粉30g，继服3剂，穴位埋线治疗1次。

四诊：2018年11月30日。上症明显减轻，余无不适，纳眠可，二便调，舌质红，苔白，脉弦。继守上方去天花粉、路路通，加伸筋草15g，继服7剂，埋线治疗1次。

五诊：2019年1月4日。患者诉皮疹消退明显，双下肢偶感酸痛、屈伸不利，纳眠可，二便调，舌质红，苔薄白，脉细弦。效佳，守上方加木瓜15g，继服7剂，埋线治疗1次。7剂后再无新发皮疹，双下肢无明显酸痛。

按语：该患者为热毒炽盛，入扰营血，迫血外溢，血液不循常道，泛溢于肌肤所致，并有伤阴之象，治宜清热凉血，养阴消斑。方选化斑汤加味，方中生石膏甘、大寒，清泻阳明之邪热；炒知母苦寒，清热泻火、滋阴润燥；水牛角末咸寒，清热凉血解毒；玄参甘寒，清热凉血、滋阴降火；白茅根清热凉血而止血；大蓟、小蓟凉血止血、解毒敛疮；路路通活络通经；益母草活血祛瘀，血不利则为水；僵蚕祛风止痛；甘草"通经脉，利血气，解百药毒"。诸药合用，有清热、凉血、滋阴之功效。《内经》言："热淫于内，治以咸寒，佐以苦甘"；营血之热得清，肌肤得以滋养，血气运行通畅，则皮疹自消。

二、湿热下注，湿重于热

案 李某，男，21岁。反复双下肢出现红斑、瘀点、瘀斑伴疼痛5年。于2019年1月3日初诊。

5年前不明原因双下肢出现红斑、瘀点、瘀斑伴疼痛，至当地医院就诊，诊断为过敏性紫癜，给予对症支持治疗，皮损消退，但留色素沉着斑和红斑。每到冬季复发加重，均到就近医院诊疗后好转（具体不详）。2017年冬季再次加重，皮损扩大，疼痛加重，又至当地医院就诊，行病理检验提示：血管病变，考虑节段性透明性血管炎并网状青斑，经门诊治疗好转后出院（具体治疗不详）。2018年9月10日上述症状再发加重，皮损面积扩大，呈片状红斑、瘀点、瘀斑，伴散在溃疡、糜烂、渗出，至云南某三甲医院就诊，门诊以皮肤血管炎，皮肤溃疡收住院，予双嘧达莫、泼尼松片40mg/d、阿司匹林、沙利度胺等药治疗1周后，皮损溃疡愈合，病情缓解出院。出院时口服泼尼松20mg及阿司匹林、沙利度胺，但双下肢瘀点、瘀斑、色素沉着未全部消退，自觉皮损疼痛，为求进一步诊疗，遂来大理州某医院就诊，门诊以青斑样血管病收住院，经住院治疗，皮疹无明显消退，为求进一步中医诊疗，遂至我科门诊就诊。刻下症见：双下肢散在大小不等红斑、瘀点、瘀斑，压之不褪色，白色星状萎缩性瘢痕，伴疼痛，纳差，二便正常，体重无明显变化。舌质红，苔白厚腻，脉弦数。

［**诊断**］过敏性紫癜。

［**辨证治法**］证属湿热下注，湿重于热。治宜清热利湿，益气健脾。

［**处方**］四妙散加味：炒黄柏15g，生薏苡仁30g，土牛膝15g，苍术15g，炒厚朴15g，生黄芪50g，当归10g，大蓟15g，小蓟15g，益母草15g，路路通5g，

僵蚕20g。3剂，2日1剂，水煎服。

二诊：经上述治疗，患者诉皮疹减退大半，疼痛明显减轻，无呕吐、泄泻等不适，纳眠可，二便调，舌质红，苔薄黄，脉细弦。治疗有效，守上方去益母草、僵蚕，加陈皮15g，继服5剂。疹消热退，疼痛明显减轻。

按语：该患者为湿热下注，蕴阻肌表血分，迫血妄行，血液不循常道，外溢肌肤所致，治宜清热利湿，益气健脾。方选四妙散加味，方中黄柏苦以燥湿，寒以清热，其性沉降，长于清下焦湿热；苍术辛散苦燥；薏苡仁甘淡，长于健脾燥湿；厚朴辛温，可行气化湿、温中止痛，与苍术合用取平胃散之意；牛膝活血通经络，补肝肾，强筋骨，且引药直达下焦；患者病程日久，损耗气血，加用当归补血汤，重用黄芪五倍于当归，取"有形之血不能速生，无形之气所当急固"之意，补气而专固肌表；少量当归养血和营，则阳生阴长，气旺血生；大蓟、小蓟凉血止血、解毒敛疮；路路通活络通经；益母草活血祛瘀，恐血不利则为水；僵蚕祛风止痛；诸药合用，有清热利湿，益气健脾之功。内外和畅，气机通达，气血调和，肌肤濡润，邪不得侵，则皮肤安康无患矣。

三、湿热下注，血热内蕴

案 患儿家长代诉，李某某，男，7岁。全身皮肤瘀点瘀斑半年余，加重2天。于2015年8月30日初诊。

半年前，因外感咽痛，自服板蓝根颗粒，3天后，咽痛消失，但发现双小腿皮肤出现瘀点、瘀斑。因无自觉症状，未引起重视。2天后皮疹逐渐增多，遂到某医学院第一附属医院皮肤科就诊，诊断为过敏性紫癜，给予口服泼尼松片，每次1片，每日3次，口服3天；卡巴克洛每日3次，每次口服半片，5天后皮疹消退停药。之后皮疹反复发作（发作后到就近医院治疗，具体用药不详），近2天来加重。为求进一步治疗，遂来诊。刻下症见：双小腿及双足背皮疹融合成片，色暗红，纳眠可，二便调。舌质暗红，苔黄腻，脉滑数。

［诊断］过敏性紫癜。

［辨证治法］证属湿热下注，血热内蕴。治宜清热凉血，活血通络。

［处方］三妙四草汤加减：炒黄柏10g，薏苡仁10g，川牛膝10g，紫草15g，茜草10g，仙鹤草10g，旱莲草10g，土茯苓10g，连翘10g，茵陈10g，路路通10g。

煎服方法：3剂，冷水泡药1小时，小火煮开5~10分钟，饭后半小时温服用，每次服60ml，日3次。

二诊：患儿家长代诉，经治疗后，患儿病情稳定，无新发皮疹，原发皮疹减退。舌质暗红，苔黄腻，脉滑数，清热凉血，活血通络之法见效，效不更方，原方继续服用3剂。

三诊：患儿家长代诉，患儿病情稳定，无新发皮疹，原发皮疹大部分减退。舌质暗红，苔薄黄，脉数。观其病势渐退，予荆芩汤加味，以清热凉血，祛风通络。

［处方］荆芥10g，枯芩8g，生地10g，丹皮10g，赤芍10g，紫草10g，九里光10g，昆明山海棠10g，水牛角10g，小红参（云南茜草根）10g，仙鹤草10g，乌梢蛇6g，7剂水煎服。

按语：针对过敏性紫癜的病机，应用刘复兴教授所创清热凉血、活血通络的四草汤。方中紫草清热凉血，化瘀消斑，除血分之热邪，为君药；茜草凉血止血、旱莲草养阴清热，二药清热凉血滋阴共为臣药；仙鹤草益气止血，引药达于患处为佐使药。过敏性紫癜属于中医葡萄疫、血证范畴。"葡萄疫"多发于下肢，且病程缠绵不愈，符合湿为阴邪，易趋下的特性。紫癜病治疗勿忘清热利湿与凉血活血，可选三妙散合四草汤。二方合用，清热凉血止血的同时，兼顾健脾除湿，标本兼治以求长效。外加土茯苓、连翘、茵陈、路路通以清热利湿，活血通络。深得仲景"观其脉症，知犯何逆，随证治之"之旨趣，故顽疾得愈。三诊时，患者瘀热已解，病情好转，改为清热凉血的荆芩汤从血分论治以消解余热，顽疾得愈。

四、脾胃气虚

案　王某某，男，4岁。发现躯干、四肢瘀点、瘀斑伴腹痛1周余。于2019年2月2日初诊。

患儿1周前无明显诱因躯干、四肢出现瘀点、瘀斑，伴腹痛，无恶心呕吐、腹泻、便血等症状。遂至开远市人民医院就诊，诊断为"腹型紫癜"予住院治疗（具体不详），经治疗后上诉症状好转出院。今日为求进一步中医治疗，遂至我科门诊就诊。刻下症见：双下肢散在瘀点、瘀斑，偶感腹痛，无恶心呕吐、腹泻、便血，无发热恶寒，无口苦、口干，纳差，眠可，二便调。舌红，苔薄黄，脉滑。

［诊断］腹型紫癜。

［辨证治法］证属脾胃气虚。治宜健脾和胃，止血消斑。

［处方］平胃散合四草汤、当归补血汤加减：炒苍术10g，炒厚朴10g，陈皮10g，炙甘草5g，紫草20g，茜草20g，旱莲草20g，仙鹤草20g，当归5g，生黄芪20g，3剂。

煎服方法：冷水泡药1小时，小火煮开5~10分钟，饭后半小时服用，每次服60ml，每日2次。

二诊：2019年3月6日。患者经上述治疗后，瘀点、瘀斑消退，腹痛缓解，纳差，眠可，二便调，舌红，苔白，脉滑。效不更方，继服3剂。

按语：本案应用刘复兴教授自拟方四草汤，刘复兴教授认为过敏性紫癜的病机血热蕴盛，兼感风邪，风热与血热相搏，蕴盛聚毒，迫血妄行以致血溢脉外，瘀滞凝聚而发斑，瘀滞日久而化热。四草汤有凉血活血，止血消斑之效，方中紫草甘寒，归心、肝经，凉血活血，解毒透疹；茜草苦寒，归肝经，凉血止血，活血祛瘀；旱莲草酸寒，归肝、肾经，滋阴益肾，凉血止血；仙鹤草苦、涩、平，归肺、脾经，收敛止血。

五、血热壅盛，迫血妄行

案 鲁某，女，43岁。双下肢散在瘀点、瘀斑伴痒痛6天。于2018年11月27日初诊。

患者于6天前无明显诱因出现散在瘀点、瘀斑，伴轻压痛，未予重视，后皮损逐渐增多，延及小腿及大腿，于外院就诊，诊断为"过敏性紫癜"，予醋酸泼尼松、枸地氯雷他定口服，外用丁酸氢化可的松乳膏。服药后小腿部分皮损颜色稍消退，仍有新发皮损并逐渐增多，现双下肢泛发瘀点、瘀斑，皮疹按之不褪色，部分高出皮面，颜色鲜红，皮温稍高，按之疼痛，双下肢轻度水肿，皮疹以双小腿为重，轻微瘙痒，口干喜饮，无口苦，无发热恶寒，无胸闷心慌，纳食可，睡眠可，二便正常。舌红苔黄，脉滑数。

[**诊断**] 过敏性紫癜。

[**辨证治法**] 证属血热壅盛、迫血妄行。治宜清热解毒，凉血消斑。

[**处方**] 四妙勇安汤合四草汤加减：忍冬藤60g，玄参60g，当归40g，生甘草20g，仙鹤草30g，紫草30g，茜草15g，旱莲草15g，路路通5g，白芍60g，牛膝30g，地龙15g。7剂水煎服。

二诊：2018年12月3日。皮疹颜色变暗，部分消退，无新发皮疹，踝关节周围仍有轻度肿胀，瘙痒明显减轻。效不更方3剂。

按语：过敏性紫癜属中医学"葡萄疫""紫斑病""血证"的范畴。总结历代医家经验，本病病因病机可概括为"风""热""毒""瘀"。中医治疗本病首先应辨明虚实。四诊合参，本案辨证属血热壅盛、迫血妄行证。处方易四妙勇安汤中金银花为忍冬藤，取其清热解毒且能"藤达四肢"；玄参滋阴清热、泻火解毒；当归活血合营，生甘草解毒调和诸药。四草汤为国家级名中医刘复兴自创方，以紫草、茜草、旱莲草、仙鹤草共奏凉血活血、止血消斑之功。本案重用白芍60g凉血敛阴，配生甘草取芍药甘草汤之意，以缓急迫；路路通、牛膝通经活络，引火下行，引药下达；地龙咸寒，清热通络。二诊患者皮疹颜色变暗，关节轻度肿胀，即热毒已退，湿邪留恋，予三妙散燥湿清热，合四草汤凉血消斑；加路路通、伸筋草、地龙清热利湿，通经活络。

第二节　变应性血管炎

变应性血管炎是以小血管、小静脉、毛细血管和小动脉，尤以毛细血管后静脉的炎症为特点的一组血管炎疾病。肌型动脉不受累及，临床表现以皮肤血管病变为主，皮肤外器官血管病变较轻，多累及关节和肾脏，多不构成不可逆性的器官功能障碍和生命危险。变应性血管炎又称小血管炎、过敏性血管炎、白细胞碎片性血管炎。

毒邪内伏

案　肖某，女，29岁，右下肢红斑伴溃疡1年，加重1周。于2017年1月3日初诊。

1年前受风后出现咽喉疼痛，右下肢出现斑疹，自觉轻度瘙痒及烧灼感，遂至当地医院就诊，诊断为"变异性血管炎"。其后每遇劳累及感冒则上症复发，反复辗转于各医院治疗，外用激素药膏及服用沙利度胺（具体诊治不详），病情时有反复。1周前皮损面积逐渐增大，继之出现溃疡，故来诊。现症见：右下肢大小不等紫红色斑疹，斑疹之上现大小不等溃疡，溃疡面糜烂，全身及咽喉疼痛，口不渴，纳眠可，大便稍干，小便调。舌暗红夹瘀，苔薄白，脉弦滑。

［**诊断**］变应性血管炎。

［**辨证治法**］证属毒邪内伏。治宜解毒养阴，化瘀消斑。

［**处方**］升麻鳖甲汤去雄黄、蜀椒合三妙、四草汤。升麻15g，炙鳖甲10g，当归15g，甘草15g，薏苡仁30g，炒黄柏15g，炒川牛膝30g，紫草15g，仙鹤草30g，茜草15g，旱莲草15g。3剂，每2日1剂，水煎服。外用院内黄金万红膏，每日2次。

二诊：2017年1月10日。右下肢紫红色斑块较前减少，溃疡面缩小，仍有少许血性渗出，全身疼痛较前减轻。舌暗红夹瘀，苔薄白，脉弦滑。守上方加大蓟、小蓟各15g，7剂，口服。外用药同上。

三诊：2017年1月26日。右下肢紫红色斑块较前明显减少，溃疡结痂，全身疼痛明显好转。舌红夹瘀，苔薄白，脉弦滑。守上方去大蓟、小蓟。继服3剂，外用药不变。1个月后随访，右下肢皮疹消退，散在褐色色素沉斑。

按语：升麻鳖甲汤出自《金匮要略》，曰："阴毒之为病，面目青，身痛如杖，咽喉痛。五日可治，七日不可治。"何为毒？何为阴阳毒？尤在泾曰："毒者，邪气蕴蓄不解之谓，阳毒非必极热，阴毒非必极寒。邪在阳者为阳毒，邪在阴者为阴毒也。而此所谓阴阳者，亦非脏腑气血之谓，但以面赤斑斑如锦文、咽喉痛、唾脓血，其邪著而在表者谓之阳；面目青、身痛如杖、咽喉痛、不唾脓血，其邪隐而在表之里者谓之阴耳。"本案患者，外来之邪直中咽喉，未能化解，郁热成毒，且引动伏邪，病久入络，入络成瘀，瘀久成毒，内外合邪，熏蒸皮肤，发为本病。本案属阴毒，升麻鳖甲汤去雄黄、蜀椒养阴解毒，方中升麻能解时气毒疠，诸毒攻咽喉痛，开壅闭，疗发斑；当归能破恶血，养新血，补五脏肌肤；甘草和中，利血脉，缓急止痛，调药奏功；鳖甲去恶血；四药共解阴毒之邪。加之患者病程缠绵难愈，发病部位为下肢，溃疡面有渗出，湿邪尚存，以自拟三妙散利湿解毒。再者皮损颜色以紫红色斑疹为主，伴有血性渗出，舌暗红夹瘀，苔薄白，脉弦滑皆为血热血瘀之象，故以自拟四草汤化瘀解毒。

第三节　结节性脂膜炎

结节性脂膜炎是一种原发于脂肪小叶的非化脓性炎症。本病好发于女性，男女患病比约为1∶3，任何年龄均可发病，但以30~50岁最为多见。发病率无种族差异。临床上呈急性或亚急性发作，以反复全身不适、关节痛、发热、皮下结节为特征。受累的皮肤反复出现红斑、时有压痛，并有水肿性皮下结节。损害呈多发性、对称性、成群分布，最常受累的部位是双下肢。常伴全身不适、发热与关节疼痛。亦可出现恶心、呕吐、腹痛、体重下降、肝脾大及其他内脏损害。其病程有很大差异，主要取决于受累器官的情况。根据受累部位，可分为皮肤型和系统型。

痰瘀互结

案　江某某，女，68岁，左臀部包块伴疼痛3年。于2018年6月19日初诊。

近3年来无明显诱因感左臀部出现包块，伴疼痛，质硬，包块逐渐增大，为求进一步治疗遂来诊。现症见：左臀部包块，大小约8cm×10cm，质硬如馒，边界清楚，活动度尚可，感口苦，无口干，咽喉有痰，难咯出，无汗出，精神、饮食、睡眠稍差，小便有泡沫，大便调。舌红，苔薄黄，脉弦滑。

[诊断]　结节性脂膜炎。

[辨证治法]　证属痰瘀互结。治宜温阳散结、化痰消脂、化瘀通络。

[处方]　阳和汤加味：麻黄10g，肉桂10g，炒白芥子15g，鹿角霜15g，熟地黄30g，炙甘草10g，蒲公英10g，海藻15g，甘草10g，昆布15g，土鳖虫5g，浙贝母15g。3剂，2日1剂，水煎服。

按语：该患者主要以臀部结节伴疼痛，喉中有痰为主，结合舌脉象，当属中医"痰核、痰痹"范畴，痰脂瘀滞，脉络痹阻，胶着成结所致。故方选阳和汤，以温阳补血，散寒通滞，方中补血温阳合用，祛痰与通络相伍，结合患者包块大、硬结，同时喉中有痰，脉弦滑，病程久，恐该方化痰之力不足，故加蒲公英、海藻、甘草、昆布、土鳖虫、浙贝母以增强消炎散结、化痰通络之功，此处方于该患者取仲景《金匮要略》所言"病痰饮者，当以温药和之"之意。久病必瘀，方中无直接性活血化瘀药物，而配合中医特色治疗放血、双耳豆治疗，共奏温阳散结、化痰消脂、化瘀通络之功。

第七章 结缔组织病及大疱性皮肤病

第一节 硬皮病

硬皮病是一种以皮肤及内脏器官结缔组织的纤维化或硬化为特征的结缔组织病。本病中医学属"皮痹""脉痹""血痹"等疾病范畴。临床分为局限性和系统性两型，前者仅局限于皮肤，后者有广泛的皮肤硬化及多器官、多系统受累。男女之比为1∶3，以20~50岁者多见。

一、阳虚寒凝

案 兰某，女，41岁，左小腿内侧暗红斑伴疼痛2个月余。于2018年9月18日初诊。

患者诉2个月前无明显诱因左小腿内侧出现暗红色斑，触之疼痛。到当地医院行B超检查提示：皮肤软组织炎性改变，未予特殊处理。8月29日至当地医院行病理检查，并予口服雷公藤总苷片、双嘧达莫、复方甘草酸苷片、枸地氯雷他定片，外用地奈德乳膏，治疗后疼痛稍减轻。当地医院病检结果提示：局限性硬皮病。并予口服复方甘草酸苷片、灯盏生脉胶囊，外用青鹏软膏治疗，自觉患处仍疼痛，为求中医治疗，今日我处来诊。刻下症见：左小腿内侧暗褐色色素沉着斑，触之硬，压之疼痛，无恶寒发热，晨起口苦，无明显口干，纳眠可，二便调。专科检查：左小腿内侧一2cm×2cm暗褐色斑，表面光滑，毳毛脱落，触之有皮革样硬度，压痛（＋）。舌淡，苔白，脉细弦。

[诊断] 局限性硬皮病。

[辨证治法] 证属阳虚寒凝。治宜温经散寒，化瘀散结。

[处方] 阳和汤加味：麻黄10g，肉桂10g，白芥子15g，炮姜15g，鹿角霜30g，熟地黄30g，海藻15g，甘草10g，三棱15g，莪术15g，木香10g，水蛭5g，守宫2条。3剂，2日1剂，水煎服。

[外治] 火针治疗，1周1次。

二诊：2018年9月25日。经上述治疗，患者诉疼痛减轻，硬斑变软，舌淡红，苔白，脉细弦。治疗有效，守上方加威灵仙15g，继服4剂；火针治疗1次；311nm紫外线照射5次（隔日1次）。

三诊：2018年10月2日。治疗后患者硬斑疼痛减轻，时感左小腿屈伸不利，舌淡红，苔白，脉细弦。治疗有效，守上方去威灵仙，加伸筋草15g，继服2剂，外治同前。

四诊：2018年10月15日。患者诉上症明显减轻，余无不适，纳眠可，二便调，舌质红，苔白，脉细弦。继守上方去伸筋草，加赤芍30g，继服7剂，外治同前。

五诊：2018年10月30日。患者诉偶感疼痛，硬斑变软，纳眠可，二便调，舌淡红，苔白，脉细弦。效佳，继守上方去威灵仙、伸筋草，加山茱萸10g，继服7剂，外治同前。

六诊：2018年11月19日。患者诉无明显疼痛，硬斑消失，纳眠可，二便调，舌红，苔白，脉弦。守上方，加益母草15g，继服7剂，外治同初诊。

按语：阳和汤出自清代医家王洪绪编著的《外科证治全生集》，体现了王维德全生派阴阳辨治特色，具有"疗阴疽第一方"的美誉。本方温阳补血，散寒通滞，善治漫肿无头、皮色不变之阴疽，伴酸痛无热，口中不渴，舌淡苔白，脉沉细或迟细之证。本案加入海藻、甘草药对，加强化瘀散结之力；三棱、莪术、水蛭破血逐瘀；守宫，即壁虎可祛风、活络、散结。临床上运用阳和汤治疗多种皮肤病，疗效卓然，关键是辨证准确，主抓"阳虚寒凝"这一病机，达到方机对应，随症加减，自然效如桴鼓。

二、寒湿痹阻，气血瘀滞

案 和某某，男，38岁。面部、颈部、四肢皮肤变硬、萎缩2年余。于2018年9月17日初诊。

患者2年前无明显诱因感颜面、颈部、四肢皮肤麻木、肿胀，曾多次至外院就诊，诊断为系统性硬皮病。予口服激素等多种方法对症治疗（具体不详），症状无明显好转，后病情逐渐加重，遂来诊。现症见：面部、颈部、四肢皮肤变硬、萎缩，面部表情僵硬、颈部皮肤紧绷，四肢末端麻木、肢冷、发绀，双手指如蜡状，伴吞咽困难，饮水呛咳，纳眠可，二便调，舌红，苔白腻，脉细滑。专科检查：皮肤干燥、弹性差，提捏实验阳性（＋），面部皮肤变硬、萎缩，皮纹消失、鼻变尖、部分皮损可见色素沉着，颈部、上胸部皮肤萎缩见色沉、色斑，四肢皮肤下段变硬、萎缩，双手指呈蜡状，感觉减退。雷诺征（＋）。

[**诊断**] 系统性硬皮病–CREST综合征。

[**辨证治法**] 证属寒湿痹阻、气血瘀滞。治宜温经散寒、活血通络。

[**处方**] 阳和汤合四逆汤加味：麻黄10g，肉桂10g，炒白芥子15g，鹿角霜30g，熟地黄30g，炙甘草10g，制附片60g，干姜20g，三棱15g，莪术15g，蜈蚣2条，守宫1条。3剂，2日1剂，水煎服。

二诊：2018年10月2日。患者诉肢冷、发绀症状改善，吞咽困难稍改善，饮水仍呛咳，皮肤仍硬如皮革，蜡状指，感口干欲饮，舌红、苔薄白、脉弦。

方药予阳和汤加玄参30g，天花粉30g，三棱15g，莪术15g，乌梢蛇15g，守宫1条。

三诊： 2018年10月19日。患者诉症状进一步好转，舌红，苔薄白，脉细。方继予阳和汤加天花粉30g，贯众30g，黄芪30g，当归15g，白芍30g，桃仁15g，守宫1条。

四诊： 2018年11月18日。皮肤较前变软，表情有恢复，饮水呛咳和吞咽困难改善。继予10月2日方加黄芪30g。

五诊： 2019年1月4日。进一步好转，继守上方加路路通5g。

按语： 本例患者自幼形体消瘦，先天不足，后天失养，发病日久亦伤脾胃，脾胃运化失常，气血不足，气滞血瘀，瘀久及肾，阳气被遏，阳虚则无以温通经脉，局部皮肤失去温煦濡养，故变硬、萎缩。《素问·生气通天论》曰："阳气者，静则养神，柔则养筋。"阳和汤中以鹿角胶外顶之势，通过麻黄往外揭盖上提之力升提阳气，利用熟地、肉桂、干姜、甘草之类养人体阴阳气血，全方从筋骨到血脉再到肌肉，肺所主皮毛层层递进，层层鼓荡气血，补益脏腑。一诊时观患者整体阳衰寒盛之证较重，非大辛大热之品，不足以破阴寒，回阳气，救厥逆。四逆汤中附子壮元阳、破阴寒、回阳气，干姜温中散寒，助阳通脉，甘草通经脉、利血气、解百药毒，甘可缓急使其药理持久而不太过迅猛。守宫咸、寒，有小毒，可散结止痛，祛风定惊，属血肉有情之品，加入方中既可助散结软坚之功，又可益精血。三棱、莪术、蜈蚣破血散瘀，以通经络。二诊时症状好转，但口干欲饮，示中焦气化功能见复，中病即止，故去四逆汤，加玄参、天花粉以益气养阴，补其津液以养肌肤，并加乌梢蛇以皮治皮。三诊时症状进一步好转，加贯众以化瘀散结，天花粉、黄芪、当归、白芍、桃仁、守宫，进一步调补气血。四诊温阳与益气阴并重。五诊加路路通以通经络、利水道。全程紧扣温阳化瘀化湿，解毒通络之法治疗，体现"谨守病机、各司其属、随症加减"的辨证施治原则。

三、脾肾阳虚，气虚血瘀

案 张某某，男，17岁，面、前胸、四肢肿胀、变硬、萎缩2年余。于2016年12月1日初诊。

患者2年无明显诱因面、前胸、四肢皮肤出现肿胀、麻木，逐渐出现四肢皮肤变硬，四肢末端苍白发紫，遇冷尤甚。在云南省某三甲医院诊断为系统性硬皮病，经住院治疗（具体不详），变硬皮肤改善，出院后予口服泼尼松片10mg，每天1次；雷公藤总苷片2片，1天1次；碳酸钙D_3片1片，1天1次；氯化钾缓释片1片，1天1次。为求进一步中医治疗，今日来诊。现症见：面、前胸、四肢皮肤变硬，四肢末端苍白发紫，遇冷尤甚。面部双颊无皱纹，张口受限，口周呈放射状。颈前部、上胸部皮肤萎缩见色减、色沉斑，见毛细血管扩张。四肢末端皮肤变硬如皮革，光亮，皮肤提捏实验阳性（+），雷诺征阳性。纳眠可，二便调，舌淡红，苔薄白，脉沉细。

［诊断］系统性硬皮病。

［辨证治法］证属脾肾阳虚，气虚血瘀。治宜温肾健脾，活血通络。

［处方］当归四逆汤加味：桂枝20g，赤芍20g，生甘草10g，当归20g，通草10g，细辛12g，大枣10g，吴茱萸5g，干姜15g，鹿角霜30g，生黄芪30g，木香5g，守宫2条，生姜20g。3剂，2日1剂，水煎服。

二诊：2016年12月5日。皮色变淡，部分变软，可知温阳益肾、健脾活血、通络祛瘀之法见效，守方继续治疗4个月，病情明显好转。

按语：患者素体禀赋不强，脾胃功能不佳，脾肾阳虚，卫外不固，风寒之邪乘虚侵入，阻于皮肤、肌肉，闭塞不通，脾主四肢肌肉，故初期见肿胀、疼痛；发病日久，损伤脾胃，日久气血生化不足，致气滞血瘀，阻于皮肤肌肉，局部失去温煦濡养，故变硬、萎缩、末端麻木、发紫；血寒则凝，故遇寒尤甚。舌淡红，苔薄白，脉沉细为脾肾阳虚之征。针对本病病机，本案以当归四逆汤加减，以当归甘温，养血和血；桂枝辛温，温经散寒，温通血脉，为君药。细辛温经散寒，助桂枝温通血脉；赤芍养血和营，助当归补益营血，共为臣药。通草通经脉，以畅血行；大枣、甘草，益气健脾养血，共为佐药。使以守宫（壁虎）散结止痛，对皮痹尤有佳效。

四、水湿内停

案 邓某，女，24岁左上肢变硬萎缩20年，加重1个月。2018年5月21日初诊。

患者20年前无明显诱因，左手拇指及食指皮肤变硬萎缩，曾在昆明某医院就诊，经皮肤组织病理诊断为局限性硬皮病；在此期间予口服中药方剂、复方甘草酸苷片；外用中药熏洗剂、硅霜；肌肉注射丹参注射液、薄芝菌注射液。中西综合治疗后，病情控制平稳，但皮损面积逐渐扩大，反复发作。1个月前患者无明显诱因自觉皮肤变硬萎缩加重。为求进一步中医治疗来诊。刻下症见：左上肢皮肤变硬、萎缩，呈深褐色，无痒痛；平素渴不多饮，多饮欲吐，纳眠尚可，二便调。专科检查：左上肢见条状皮肤变硬、萎缩，呈深褐色，触之较硬，部分皮损上可见黄白色斑疹，皮损表面光滑干燥、无汗、毳毛消失，周围皮肤可见色素沉着。舌淡红，苔薄白，脉细弦。

［诊断］局限性硬皮病（萎缩期）。

［辨证治法］证属水湿内停。治宜利水化湿，温阳化气。

［处方］五苓散加味：茯苓30g，猪苓10g，炒白术20g，泽泻30g，桂枝15g，鸡血藤30g，生黄芪30g，路路通5g，守宫2条。3剂，2日1剂，水煎服。

二诊：患者经上述治疗后，皮色变淡，部分皮疹变软，皮损上黄白色斑疹部分消退，毳毛新生。渴不多饮、饮水欲吐有所改善，纳眠可，二便调，舌红，苔薄白，脉弦细。治疗利水化湿，温阳化气有效，效不更方，继续服药。连续服药3个月余，患者病情好转，皮肤变软，皮色变淡，皮损上黄白色斑疹全部消退，毳毛正常生长。

按语：本例患者其一，因平素渴不饮水，饮水欲吐，为水湿内停，水蓄下焦，津液不得上承于口，故渴欲饮水；饮入之水不得输布而上逆，故饮水欲吐。其二，久病体虚，脾运失职，水湿内停则肌肉失养，卫外不顾，腠理不密。其三，患者久病体虚，水湿内停，津不化气，导致气滞；气不行血致血行不畅，血液瘀滞于皮肤，气血不和，肌肤失养。五苓散方出自《伤寒论》，其中第74条："中风发热，六七日不解而烦，有表里证，渴欲饮水，水入则吐者，名曰水逆，五苓散主之。"方证对应，方中重用泽泻为君，以其甘淡，直达肾与膀胱，利水渗湿。臣以茯苓、猪苓之淡渗，增强其利水渗湿之力。佐以白术，助茯苓健脾以运化水湿。《素问·灵兰秘典论》谓："中又佐以桂枝温阳化气以助利水，解表散邪以祛表邪。"黄芪、鸡血藤补益气血，路路通疏通经络、利水。诸药相伍，甘淡渗利为主，佐以温阳化气。加用守宫，其性味咸，寒，有小毒。取其散结止痛，祛风定惊功效。《素问·痿论》提出"治痿独取阳明"中的阳明充盛，气血充足，筋脉得以濡养，则筋脉柔软，关节滑利，运动灵活。所以，皮痹、硬皮病患者，可遵循"治痿独取阳明"这一法则治疗。但也不只是拘于"治痿独取阳明"的法则，而是要从病因、病机着眼，始终坚持辨证论治的根本。从临床实践中检验真理，灵活变通，正如《灵枢·九针十二原》"言不可治者，未得其术也"。

五、阳虚血瘀

案 普某，女，45岁，四肢及面部皮肤硬肿4年，2012年9月初诊。

症见四肢皮肤硬肿明显，无汗，疼痛，尤以手指及手背明显，皮肤不能捏起，活动不利，面部为"面具脸"特征，无皱纹，口难张，多以流食为主，皮肤色暗，触之冰冷。舌淡薄白，脉沉细。

［诊断］系统性硬皮病。

［辨证治法］证属阳虚血瘀。治宜补益气血，调和营卫，温阳祛寒。

［处方］当归四逆汤加减：桂枝20g，赤芍20g，生甘草10g，当归20g，通草10g，附片90g，干姜30g，三棱15g，莪术15g，威灵仙15g，熟地30g，蜈蚣2条。

二诊：该患者10剂药后，皮温明显恢复，面部出现皱纹，疼痛缓解。后在原方基础上加入鸡血藤30g，姜黄15g，麻黄15g，又10剂，患者再次来复诊时，可以正常饮食，谈笑自如，轻微汗出，疼痛不明显，皮温接近正常。

按语：阳虚血瘀是硬皮病的病机关键，故在当归四逆汤的基础上大剂量使用附片；"附子无姜不温"故辅以干姜，补火助阳，散寒除痹；三棱、莪术、威灵仙温经通络，行气化瘀，佐与熟地补血养阴，填精益髓，既有固本之功，又能取"阴中求阳"之效，最后加入另一关键药物蜈蚣，因其"走窜之力最速，内而脏腑，外而经络，凡气血凝聚之处皆能开之"。后加入麻黄，以助其发汗，因四肢为诸阳之末，故加入鸡血藤、姜黄，一取"藤达四肢"引经之用，再者"女子以血为贵"，疾病后期增强补血养血之功。硬皮病在皮肤病中属于少见难治病，预后较差，给病人生活及心理带来很大困扰。但因巧用经方，难病亦不难。

第二节　脉管炎

脉管炎是一种少见的慢性复发性中小动脉和静脉的节段性炎症性疾病，下肢多见。表现为患肢缺血、疼痛、间歇性跛行、足背动脉搏动减弱或消失和游走性表浅静脉炎，严重者有肢端溃疡和坏死。

阳虚血瘀，寒凝筋脉

案　王某，女，55岁。双下肢皮疹伴疼痛12年，加重3个月。于2019年2月18日初诊。

患者于12年前无明显诱因右下肢出现红肿热痛，自行到"当地诊所"就诊（具体用药不详）后，症状无明显缓解，病情反复发作。2017年8月患者病情再发加重，双肢出现红肿热痛，局部形成溃疡面，于外院就诊，诊断为"混合性结缔组织病、脉管炎"，予口服甲泼尼龙、叶酸片、阿司匹林肠溶片、兰索拉唑肠溶胶囊、复方环磷酰胺等治疗后，症状明显缓解，半年后皮疹基本痊愈，自行停药。3个月前无明显诱因病情复发，皮疹逐渐加重。现双下肢泛发色素沉着斑，上覆成片痂皮，局部溃疡，周围有黄色渗出液，味腥臭，部分渗出液干涸凝结成厚痂，疼痛明显，肤温偏低。稍感恶寒无发热，饮食睡眠可，二便正常，舌淡红，苔薄白，脉沉细。

［诊断］脉管炎。

［辨证治法］证属阳虚血瘀、寒凝筋脉。治宜温阳养血、散寒通滞。

［处方］当归四逆汤加吴茱萸生姜汤加味：当归15g，桂枝20g，赤芍20g，北细辛6g，炙甘草10g，小通草5g，吴茱萸15g，生姜10g，制附子（先煎）60g，麻黄10g，路路通5g，蜈蚣5g，鹿角霜30g，黄芪50g。

二诊：2019年2月25日。双下肢疼痛较前明显减轻，双下肢泛发色素沉着斑颜色较前变淡，大部分痂皮清创脱落，局部溃疡面逐渐愈合，可见新生肉芽组织，渗出明显减少，无腥臭味，散在瘀斑的颜色较前明显变淡。舌淡红，苔薄白，脉沉细。

按语：本病应属中医"脉痹"范畴，发病总由阴阳失调、气血凝滞所致。

患者禀赋不耐加之久病体虚，阳气亏损、瘀血阻滞，毒邪郁于腠理，病位在下焦，病性以虚为主，虚实夹杂，以阳虚血瘀证论治。《伤寒论》352条云："若其人内有久寒者，宜当归四逆加吴茱萸生姜汤"。方中以当归辛温，养血通脉为主药；以桂枝通经络、祛风寒，赤芍养阴血、和营卫，共为辅药；细辛散血分之寒，通草利九窍、通血脉，共为佐药；大枣、甘草味甘益脾，补虚生血，通脉解毒为使药。配合生姜、吴茱萸速破逆上之厥气，则阳通脉复。重用附子温阳散寒、通络止痛，加麻黄调血脉、通腠理，引药达表。路路通通经活络止痛，蜈蚣性善走窜，内而脏腑，外而经络，凡疮疡诸毒皆能消之，凡气血凝聚之处皆能开之，且可引药直达病所。鹿角霜为血肉有情之品，以生精补血；重用黄芪补中益气、托毒生肌，"主痈疽久败疮"。诸药合用，共奏温阳养血、散寒通滞之功。

第八章　皮肤附属器疾病

第一节　脂溢性皮炎

脂溢性皮炎是一种好发于皮脂分泌旺盛部位的慢性炎症性皮肤病，以皮肤潮红、毛细血管扩张及丘疹、脓疱为主要表现。病因不明，目前认为可能与精神、饮食、内分泌紊乱、血管神经运动失调等多种因素导致的皮质溢出增多有关。中医学属于"面油风"范畴。《医宗金鉴·外科心法要诀·面游风》云："此证生于面上，初发面目浮肿，痒若虫行，肌肤干燥，时起白屑。次后极痒，抓破，热湿盛者津黄水，风燥盛者津血水，痛楚难堪。"发病多因平素血燥之体，复感风热，郁久化燥，肌肤失养；甚或风邪郁久，耗血伤阴，血虚阴伤，生风化燥；或过食辛辣、肥甘，脾胃运化失常，湿热内生，蕴积肌肤而成。

一、血热风燥

案　王某某，女，38岁，面部红斑、鳞屑伴瘙痒5个月余，于2018年2月6日就诊。

患者5个月余前，无明显诱因出现面部鲜红斑，上覆少许淡黄色鳞屑，伴瘙痒，自认为"过敏"，自行外用"皮炎平"后，红斑消退，停药后反复。今为求进一步治疗来诊。现症见：双颊部鲜红至暗红斑，融合成片，上覆少许淡黄色鳞屑，受热加重，瘙痒。精神、饮食、一般情况可，睡眠浅，易醒；大便稍干，1日1行，小便未见异常。舌质红，苔薄黄，脉数。

[诊断] 脂溢性皮炎。

[辨证治法] 证属血热风燥。治宜清热凉血，祛风止痒。

[处方] 荆芩汤合封髓丹加味：荆芥15g，黄芩15g，生地30g，牡丹皮15g，赤芍30g，紫草30g，炒黄柏15g，砂仁10g，炙甘草10g，炒青蒿15g，防风15g，3剂，水煎服，2日1剂。

服药方法：冷水泡药1小时，小火煮开5~10分钟，饭后半小时服用，每次150ml，每日2次。

二诊：2018年2月13日。双颊红斑较前消退明显，鳞屑减少，瘙痒减轻，舌红，苔薄黄，脉数。继服上方5剂。

按语：本例患者双颊部红斑，受热加重，鳞屑、瘙痒结合舌脉象为血热风燥之证，以刘复兴教授自创之荆芩汤加减以清热凉血，祛风止痒。再虑及患者病史较长，风热淫于内，日久伤阴，阴伤则水不制火，火性炎上则面红，受热加重；阴不潜阳则眠差易醒，故合封髓丹，以黄柏之苦合甘草之甘，苦甘化阴，砂仁之辛合甘草之甘，辛甘化阳，则阴阳化合，水火既济，而火不至炎上也。加青蒿清伏火，防风祛风止痒，合而收效。值得注意的是，在销售渠道多样化，面部化妆品泛滥的今天，未有明确面部激素使用史的患者，亦不能排除激素相关性皮炎的可能。糖皮质激素制剂可导致面部皮肤变薄，局部毛细血管扩张，出现潮红、灼热、瘙痒等症状，属中医"虚火上炎"范畴，临床辨证基础上合用封髓丹调和水火，引火归元，潜纳浮阳治疗，常可收到良好效果。

案 冯某，男，54岁。面部红斑、脱屑、瘙痒1年。于2018年10月2日初诊。

患者1年前无明显诱因头面部出现红色斑片，干燥、脱屑、瘙痒，头屑多，自行购买药物外擦（具体不详）后症状有所好转，受风或日晒后加重。刻诊症见：面部弥漫性红斑，上覆糠秕状鳞屑，局部皮温高，伴瘙痒、皮肤紧绷感、蚁行感，口干微苦。纳可，时感困倦嗜睡，二便调。舌质红，苔薄黄，脉弦。

[诊断] 脂溢性皮炎。

[辨证治法] 证属风热血燥。治宜祛风清热，凉血润燥。

[处方] 荆芩汤加味：荆芥15g，黄芩15g，生地黄30g，牡丹皮15g，赤芍30g，紫草30g，杏仁15g，薏苡仁30g，冬瓜仁30g，白蒺藜30g，土茯苓30g，乌梢蛇15g。3剂，每2日1剂，水煎服。

[外治] 院内黄金万红膏外擦，每天2次；创福康面膜1盒，每日外敷1次。

二诊：2018年10月15日。患者服药后面部红斑颜色变淡，瘙痒、灼热、紧绷感、蚁行感明显缓解，口干苦症状减轻，头屑仍较多，纳眠可，二便调，舌红，苔薄黄，脉弦细。效不更方，继服3剂后未再复发。

按语：本案患者平素血燥之体，火热内盛，耗伤津液，出现皮肤潮红、灼热、红斑，肌肤失养则干燥、脱屑、瘙痒，故治宜祛风清热，凉血润燥。方取刘复兴教授自创方——荆芩汤，方中紫草专入血分，长于凉血活血，解血分热毒，以治血热、热毒所致的红斑、瘙痒、灼热；生地黄清热凉血，养血滋阴，既可助紫草清血分热，又能滋阴降火，二药为君药。丹皮泻血中伏火，赤芍清热凉血，活血化瘀，增强君药凉血之力，又配伍苦寒泻火解毒之黄芩，共为臣药。"治风先治血，血行风自灭"，君、臣相伍清热凉血，实为治病求源，伏其所主。"风胜则痒"，止痒先疏风，方中荆芥善祛血中风，透达在表之风邪，刺蒺藜祛风止痒；患者头屑多，兼口干微苦，时感困倦嗜睡，虑有气机受困之征，加杏仁、薏苡仁、冬瓜仁宣畅三焦气机，土茯苓解毒利湿，乌梢蛇祛风止痒。诸药合用，清热凉血，祛风止痒，调畅气机，标本同治，为血热风燥型皮肤病之良方。

案 杨某，女，37岁，颜面部皮疹伴瘙痒4个月，于2018年8月21日初诊。

患者4个月前多食辛辣食品后，颜面部起红斑、自觉灼热，少量脱屑伴瘙痒。到昆明某三甲医院就诊，予西药口服（具体不详）后，症状稍缓解，停药反复，今日来寻求中医治疗。症见：颜面部红斑，少量脱屑，自觉瘙痒，纳可，眠一般，二便调，舌质红，苔薄黄，脉细弦。

［诊断］脂溢性皮炎。

［辨证治法］证属血热风燥。治宜清热凉血，祛风润燥。

［处方］荆芩汤合封髓丹加味：紫草30g，荆芥15g，黄芩15g，生地30g，丹皮15g，赤芍30g，黄柏15g，砂仁10g，炙甘草10g，白蒺藜30g，防风15g。3剂，2日1剂，水煎服。

外用：院内黄金万红膏，配合冷疗药膜加强红光治疗1次。

二诊：2018年8月28日。患者诉经上述治疗后，瘙痒明显减轻，皮屑减少，红斑稍退，口干、饮不解渴，纳眠可，二便正常。舌红苔薄黄，脉弦数。诊断同初诊，患者诉口干且饮不解渴，考虑阳明气分燥热，故中药守上方，加石膏50g，3剂内服，2日1剂。外治予创福康面膜1盒外敷。

三诊：2018年9月9日。患者诉症状已消失，纳可，眠一般，二便正常。舌红，苔薄黄，脉弦。欲防止复发，中药效不更方，继予3剂巩固治疗。

按语："面游风"总由素体血燥，复感风热，郁久化燥，肌肤失去濡养；或风邪郁久，耗血伤阴，血虚阴伤，肌肤失于濡养则生风化燥。该患者饮食不节，食辛辣后化热化燥，复感风热之邪，风为阳邪，易袭阳位，挟体内之燥热上犯头面，故见颜面部红斑，脱屑及瘙痒。予"荆芩汤"加蒺藜、防风，以清热凉血、祛风润燥止痒；又因患者面红且舌红脉细，考虑下焦之阳热上泛颜面，再合"封髓丹"引火归元，收摄上越元阳，使上焦浮散之阳热得以收潜下元，两方相合，立见疗效。

二、阳明热盛，津气两伤

案 周某，女，24岁，面部起疹伴瘙痒1年，于2015年5月就诊。

诊时见面部散在分布粉刺、丘疹，两颊暗红、灼热、干燥、脱屑，面痒、遇热加重，伴口干欲饮，大便干，月经将至，常有痛经，舌红苔薄黄，脉弦。

［诊断］脂溢性皮炎。

［辨证治法］证属阳明热盛，津气两伤。治宜清热泻火，益气生津。

［处方］白虎加人参汤加味：生石膏60g，炒知母20g，甘草10g，炒稻芽30g，潞党参30g，大红袍30g，马蹄香15g，炒香附30g，郁金15g，益母草15g，牡丹皮15g，焦山楂15g，僵蚕15g。3剂，日服2次，2日1剂。

患者服药1周后复诊，皮损好转，痒减，口干明显好转。

按语：患者面红、灼热、遇热加重，口干欲饮，大便干等症皆属阳明热盛，故方选白虎汤人参汤，符合《伤寒论》第222条"若渴欲饮水，口干舌燥者，白虎加人参汤主之。"方中重用石膏、知母以透热出表，清阳明气分之热；《主治秘要》中记载，人参"补元气，止泻，生津液"故重用，因考虑患者经济情况故改用潞党参；大红袍、马蹄香、炒香附为笔者治疗宫寒痛经常用药对；"女子以血为贵"，故以郁金、益母草、牡丹皮、焦山楂活血化瘀、疏肝理气以调经；僵蚕散风泻热，软坚引经为佐使。辨证抓住"阳明"及"气分"热盛的主病机，循经以肺、胃、冲任为主，靶向给药，故疗效立竿见影。

三、湿热蕴肤

案 文某，女，57岁。面部肿胀，红斑、瘙痒2年，加重1个月。

患者平素皮肤易过敏，2年前出现面部肿胀，红斑，瘙痒症状，局部灼热，遂院外就诊，予以药物内服及外用（具体不详）后，症状有缓解，但反复发作，此后每于天气变化及进食辛香燥热之品后出现症状加重，经治疗（具体用药不详）后稍有缓解。1个月前，天气干燥后面部肿胀及红斑、瘙痒症状明显加重，局部灼热感明显，为求进一步治疗，到我科就诊。刻下症见：颜面部肿胀，弥漫性红斑，皮温较高。纳眠可，二便调。舌质红，苔黄腻，脉滑。

[诊断] 脂溢性皮炎。

[辨证治法] 治宜清热利湿，凉血止痒。

[处方] 龙胆汤加味：龙胆草10g，川木通15g，黄芩15g，苦参10g，车前子30g，土茯苓30g，大黄10g，白鲜皮30g，地肤子30g，刺蒺藜30g，益母草15g，防风15g。3剂，2日1剂，水煎服。

二诊： 2018年2月9日。服药后面部浮肿减轻，红斑消退明显，瘙痒减轻，诉近4日来厌食，感恶心，无呕吐，乏力倦怠，精神差，大便稀，每日2~3次，舌红，苔白厚腻，脉弦滑。予以柴平汤加减，以和解少阳，祛湿和胃。

处方： 柴胡15g，法半夏15g，潞党参30g，黄芩15g，炒厚朴15g，陈皮10g，炒苍术15g，通草5g，石菖蒲15g，郁金15g，鸡内金5g。3剂水煎服，每剂2日，每日2次。

三诊： 2018年3月2日。面部无明显红斑及灼热，晨起稍有肿胀，瘙痒缓解，精神食欲可，睡眠可，大便成形，每日一行，小便未见异常。舌淡红，苔薄白，脉滑。患者病情缓解，原方再予3剂。

按语： 患者表现为面部肿胀、红斑、瘙痒，根据皮损特点及舌脉等，考虑为湿热蕴肤证。予以龙胆泻肝汤化裁而来之龙胆汤治疗。方中龙胆草为大苦大寒之品，上泻肝胆实火，下清下焦湿热，泻火除湿为君；黄芩苦寒泻火，燥湿清热为臣；川木通、车前子渗湿泻热，导热下行，其味苦性寒，归心、肝、胃、大肠、膀胱经，清热燥湿，杀虫，利尿；土茯苓味甘淡，性平，归肝胃经，《本草纲目》谓其能"健脾胃，去风湿，脾胃健则营卫从"；辅以大黄泻热通便，白鲜皮、地肤子、刺蒺藜、防风祛风止痒；益母草活血消肿。治疗后患者面部红斑好转，大便转稀。复诊患者不欲饮食，恶心，大便稀，舌淡红，苔薄白，脉弦滑，证属湿邪内阻，胆胃不和，更方柴平汤和解少阳，祛湿和胃；石菖蒲性温，味辛苦，归心、胃经，具化湿和胃之功，现代药理研究表明其挥发油可促进消化液分泌，抑制胃肠内的异常发酵，并可用于治疗神经性呕吐；郁金芳香宣达，解郁清热凉血，为血中之气药，功能行气祛瘀，凉血活血，利湿退黄；鸡内金消食化积；全方化湿和胃，兼以凉血活血。三诊患者诸症缓解明显，效不更方，守方3剂以巩固疗效。

四、肺中寒饮，胃肠实热

案 周某，女，9岁，面部红肿伴灼热、瘙痒1个月余。于2019年1月21日初诊。

1个月前因日晒后出现面部红肿伴灼热、瘙痒。湿冷敷后上诉症状稍缓解。近1个月来日照和接触热空气后上诉症状加剧。刻下症见：面部潮红，面颊部、前额部可见白色鳞屑，双眼上眼睑浮肿。无发热恶寒，无口苦口干，纳眠可，二便调。舌红，苔薄黄，脉滑。

［诊断］脂溢性皮炎。

［辨证治法］证属肺中寒饮，胃肠实热。治宜温肺化饮，清泻胃热。

［处方］苓甘五味姜辛汤加减：茯苓40g，甘草15g，五味子15g，干姜15g，北细辛6g，苦杏仁15g，法半夏15g，生大黄10g。3剂，2日1剂，水煎服。

［外治］双耳尖放血加双耳耳穴压豆，创福康面膜外敷，每日1次。

二诊：2019年1月27日。经上述治疗后，患者面部红肿、灼热感、瘙痒感减轻，伴有面部紧绷感。纳眠可，大便溏，日行2次，小便可，舌红，苔白，脉滑。治疗有效。继上方去大黄，加炒青蒿15g，继服7剂，外治同前。

继服7剂后，皮疹大部分消退，未再发作。

按语：《金匮要略·痰饮咳嗽病脉证并治》小半夏汤到苓甘五味加姜辛夏杏大黄汤，始终紧扣"病痰饮者，以温药和之"，再根据不同的兼杂病机随证治之。本例患者1个月前因日晒后出现面部红肿伴灼热、瘙痒。究其原因，考虑患者素体寒饮停肺，加之过食辛辣厚味，以致阳明胃经实热，胃热上冲熏其面而成诸症。方选苓甘五味姜辛加夏杏大黄汤，温肺化饮，清泻胃热。干姜、细辛温肺化饮止咳；杏仁宣降肺气，水道通，形肿自消；配五味子，以免姜、辛二药辛散耗气、温燥伤津；仍用茯苓利水消饮，甘草培土制饮；大黄清泻胃肠实热。二诊，患者面部红肿、灼热感、瘙痒感减轻，感面部紧绷，便溏，舌红，苔白，脉滑。热势已退，去大黄，虑其面部紧绷感加清虚热之青蒿。

第二节 寻常痤疮

痤疮是一种毛囊皮脂腺单位的慢性炎症性疾病，临床表现以皮肤散在性粉刺、丘疹、脓疱、结节及囊肿，伴皮脂溢出为临床特征。痤疮在中医属"粉刺"范畴。《素问·生气通天论》："汗出见湿，乃生痤痱。劳汗当风、寒薄为皶，郁乃痤。"发病多与素体阳热偏盛，或过食辛辣肥甘之品，肺胃积热，循经上熏，血随热行，上壅于胸面；或素体脾胃虚弱，化湿生痰，痰瘀互结，郁阻肌肤而发。临床治疗多用清热解毒、苦寒燥湿之品。

一、血热风燥

案 王某某，女，23岁，面部皮肤反复起疹7年，于2018年4月1日初诊。

患者诉近7年来进食辛辣食物后面部反复出现红丘疹，伴痒痛，后皮疹逐渐增多，经前加重，自购药膏外擦无效。刻下症见：面部油腻，前额、双颊、下颌泛发散在粉刺，炎性丘疹，少量结节，轻度疼痛，压痛明显。纳眠可，大小便可，舌红苔薄黄，脉弦。

［诊断］寻常痤疮。

［辨证治法］证属血热风燥。治宜清热凉血，疏风止痒。

［处方］荆芩汤加味：荆芥15g，炒黄芩15g，生地黄30g，牡丹皮15g，赤芍30g，紫草30g，蒲公英15g，白花蛇舌草15g，皂角刺15g，益母草15g，僵蚕15g。3剂，2日1剂，水煎服。

［外治］夫西地酸软膏、火针、挑治、红光治疗。

二诊：2018年6月3日。患者经上述治疗后，诉有起皮疹，伴疼痛，纳眠可，二便调。舌质红，苔薄黄，脉滑。内服方在原方基础上减益母草，加泽泻30g。

三诊：2018年7月29日。经治疗后原皮疹缩小，无新皮疹出现。内服、外用均同前。

四诊：2018年8月21日。经治疗后皮疹已基本消退，留有色素沉着，予阳和汤加味：熟地黄30g，麻黄10g，肉桂10g，炒白芥子15g，鹿角霜30g，甘草10g，玫瑰花5g，冬瓜仁30g，明玉竹20g，僵蚕15g。

五诊：2018年8月28日。经治疗后色素沉着变淡，在原方基础上减玉竹，加赤芍30g。经4月治疗，患者疹退痒消。

按语：初诊根据患者皮损情况、月经及舌脉等辨证为血热风燥证。予荆芩汤清热解毒，凉血活血。方中紫草为君凉血解毒，臣以荆芥、炒黄芩、生地黄、牡丹皮、赤芍、蒲公英、白花蛇舌草共奏清热解毒、凉血活血之效；月经期用益母草活血调经；皂角刺解毒排脓；僵蚕祛风美白。二诊因患者不在月经期，故去原方益母草，加泽泻加强利湿功效；三诊效不更方；四诊因患者皮疹已经基本消退，体型偏瘦、面色晦暗，触诊手足冰凉，双侧尺脉沉细，患者诉平素怕冷、手脚冰凉，冬季及气温低时尤其明显，有痛经史。综上所述，改用温阳补血、散寒通滞的阳和汤。"头面为诸阳之会"，气血充足、营卫调和上荣于面，则患者以面部色素沉着、面色晦暗为主的情况可予改善。方中熟地黄滋阴养血；鹿角霜生精补血；肉桂、炮姜温阳散寒而通血脉；麻黄、白芥子协助姜桂以散寒凝而化痰滞；甘草解毒而调和诸药。玫瑰花、冬瓜仁、玉竹、僵蚕在方中有美白淡斑的功效；五诊减玉竹，加赤芍加强活血的功效。通过此例病案的学习，在同一例患者、同一疾病的过程中、在疾病变化的不同阶段，根据患者服药后的反应、体质、四诊合参，运用不同的辨证方法，方随法出、药随证转，取得了满意的疗效，理会中医"同病异治"和"辨证论治"的精妙。

二、胃火炽盛

案 张某，女，20岁，口周痤疮2个月，于2018年4月3日初诊。

患者2个月前无明显诱因，口周出现散在丘疹、结节伴瘙痒，至当地医院就诊，诊断为"痤疮"，予外用药膏（具体不详）后，病情无明显好转来诊。刻下症见：口周散在丘疹、脓疱，色红，伴瘙痒灼热，无明显口干、口苦，纳眠尚可，大便结，小便调。舌质红，苔黄腻，脉滑数。

［诊断］寻常痤疮。

［辨证治法］证属胃火炽盛。治宜清热泻火，解毒散结。

［处方］凉膈散：大黄10g，黄芩15g，栀子15g，连翘15g，淡竹叶5g，芒硝10g，薄荷5g，甘草10g。3剂，2日1剂，水煎服。

［外治］夫西地酸乳膏，每日2~3次。火针治疗1次；强红光照射，隔日1次。

二诊：2周后复诊，患者经上述治疗后，颜面部丘疹、脓疱消退，纳眠可，大便通，小便调，效不更方。继续治疗1个月后，皮疹全消。

按语：患者口周散在丘疹、脓疱，色鲜红，伴瘙痒灼热，纳眠尚可，大便结，为脏腑热盛，结于上中焦所致。口周为阳明胃经循行部位，皮疹发于口周，提示胃火热盛；大便干结，阳明腑实，当以泻热通便，清上泻下。凉膈散中连翘清热解毒，透散上焦之热；黄芩清脏腑郁热；栀子通泄三焦，引火下行；大黄、芒硝泻火攻坚，泻下以清脏腑之热；薄荷轻清宣透；竹叶清心火；甘草解毒并缓大黄、芒硝峻泻之力，缓中以调理脾胃。本方清上为重，以泻代清，疗效明显。

三、肝郁化热，热蕴化毒

案 王某，女，36岁，面部痤疮反复发作10年。于2018年11月2日初诊。

10年前无明显诱因额部、下颌部及口周出现大小不等的炎性丘疹，逐渐发展为结节、脓疱，无明显瘙痒及疼痛，时轻时重，缠绵不愈，甚为烦恼。自诉月经来潮前3~5天，面部损害明显加重，伴有不同程度的乳房胀痛、烦躁易怒；月经色暗无块，量中，无痛经。曾至外院就诊，服用达英-35治疗未见明显改善，且服用该药后恶心欲呕，遂来诊。刻下症见：额部、下颌部及口周可见大小不等的炎性丘疹，无明显瘙痒及疼痛，临近经期，脾气暴躁，纳可，少寐易醒，大便干，2~3日解1次大便，小便调。舌红，苔薄黄，脉弦数。

[诊断] 寻常痤疮。

[辨证治法] 证属肝郁化热，热蕴化毒。治宜疏肝调经，养阴解毒。

[处方] 丹栀逍遥散加减：牡丹皮15g，炒栀子15g，当归10g，赤芍30g，炒柴胡15g，茯苓30g，炒白术15g，薄荷5g，益母草15g，贯众30g，皂角刺15g，僵蚕15g。3剂，2日1剂，水煎服。

[外治] 外涂痤疮膏及夫西地酸乳膏，3次/日；辅以火针治疗。

按语：该患者为青年女性，病程长，长期以口周痤疮较多，经前面部损害加重，伴乳房胀痛，烦躁易怒；治疗以调理病体为主，调理气机为上，以肝为核心。患者就诊时间恰逢经前，遣方以调经之主方丹栀逍遥散，辅以益母草调经行血。皂角刺"主厉风鼻梁崩塌倒，眉发自落，又主痈疽。其未溃者能发散，其已溃者能排脓，药直达脓处成功。诸恶疮癣，咸不要缺。"遂以皂角刺以软坚散结排脓。白僵蚕，《神农本草经》曰"其可灭黑䵟，令人面色好"，亦可化痰散结，故加入僵蚕。贯众，味苦，微寒，归肝、脾经，具有"化瘀解毒"之功。本案以人为本，治在机先，调气、调经为先，治气则疮自愈，符合《内经》"谨守病机，各司其属"之旨。

四、痰湿瘀滞

案 李某某，男，21岁，面部、前胸部、背部皮肤反复出现粉刺、丘疹、囊肿伴瘢痕4年余，再发1周。于2017年1月10日初诊。

患者4年无明显诱因面部、前胸部、背部皮肤出现粉刺、丘疹、囊肿，逐渐出现瘢痕，面部皮肤油腻。在云南省某三甲医院诊断为"聚合型痤疮"，予"过氧苯甲酰凝胶、阿达帕林凝胶、醋酸泼尼松片、螺内酯片"等药物治疗后好转，但病情反复发作。1周前进食肥甘厚腻之品再次发作，未予特殊处理。现症见：面部、前胸部、背部皮肤油腻，面部、前胸部、背部皮肤散见粉刺、丘疹、囊肿、瘢痕，顶端可见小脓疱，未见糜烂、溃疡、水疱。伴见晨起口干不苦，纳眠可，大便干，小便正常，舌质暗红，苔黄厚腻，脉滑。

[诊断] 寻常痤疮。

[辨证治法] 证属痰湿瘀滞。治宜温阳解毒，活血散结。

[处方] 海甘散加减：鹿角霜30g，蒲公英30g，海藻15g，生甘草10g，三棱

10g，莪术10g，夏枯草30g，皂角刺30g，重楼10g，贯众30g，丹参30g，蜈蚣2条。3剂，2日1剂，水煎服。配合火针治疗。

二诊：2017年1月16日。经过上述治疗，无新皮疹出现，原炎性丘疹、脓疱部分消退，温阳解毒，活血散结之法见效，守方继续治疗。

按语：患者过食辛辣肥甘厚味之品，助湿化热，脾胃运化失常，湿浊内停，郁久化热，热灼津液，煎炼成痰，阻于皮肤，闭塞不通，故初期见粉刺、丘疹；发病日久，损伤脾胃，日久气血生化不足，致气滞血瘀，阻于皮肤肌肉，局部失去温煦濡养，故出现囊肿、瘢痕；舌质暗红，苔黄厚腻，脉涩为痰湿瘀滞之征。本案以海甘散加减，针对本病病机，方中以鹿角霜益肾助阳，且有收敛作用，其味甘咸，性温，配以蒲公英清热利湿，解毒，以蒲公英制约鹿角霜，防温燥太过；夏枯草以软坚散结；丹参"能破宿血，补新血"；三棱、莪术、皂角刺、贯众以活血化瘀化痰；《医宗金鉴·外科心法要诀》记载肺风粉刺："此证由肺经血热而成"，故以蒲公英配重楼清肺胃之热邪；刘复兴教授认为：只要辨证为痰湿阻滞证，且海藻：甘草药量大于（或等于）1.5∶1，海藻、甘草可同用。现代研究证明，甘草中的皂苷，能使海藻中不溶于水的钙性物质溶于水；蜈蚣解毒散结，"凡一切疮疡诸毒皆能消之"。

五、少阳不和

案 王某，男，11岁，患面部皮疹5个月，加重1周。于2018年11月18日初诊。

患者平素嗜食辛辣刺激食物，5个月前无明显诱因面部出现暗红色结节、丘疹，时有痒痛。曾到我科就诊，诊断为痤疮，予中药龙胆汤、柴平汤、清胃散等口服；强红光、强蓝光、火针等外治后症状明显好转，1周前上述症状再发加重，以额头、两颊为重，伴皮损部位痒痛，耳部疼痛，伴流脓水；鼻痒鼻塞，流清涕，时有头昏，今日到我科就诊。现症见：面部暗红色结节、丘疹，部分已结痂，耳部流脓水，鼻痒鼻塞，流清涕，时有头昏，纳食稍差，睡眠可，二便调。

[诊断] 寻常痤疮，中耳炎，过敏性鼻炎。

[辨证治法] 证属少阳不和。治宜和解少阳。

[处方] 小柴胡汤加味：柴胡15g，法半夏10g，潞党参20g，炙甘草10g，黄芩10g，干姜5g，大枣10g，石菖蒲10g，辛夷10g，苍耳子10g，蒲公英30g，连翘10g，僵蚕15g。3剂，2日1剂，水煎服。

[外治] 夫西地酸乳膏外用，每日2次，每周强红光和强蓝光照射治疗1次。

二诊：2018年11月23日。经上述治疗，患者诉症状明显好转，偶有新疹，伴瘙痒；耳痛、流脓症状缓解，鼻痒、鼻塞症状减轻，纳眠可，二便调，舌红，苔薄黄，脉弦。治疗有效，守上方，去石菖蒲、辛夷、苍耳子，加紫草、刺蒺藜各20g，以活血通络止痒，继服3剂。

三诊：2018年12月28日。经治疗，患者诉症状已缓解，偶有新疹，瘙痒不明显；已无耳痛、流脓症状，鼻痒、鼻塞症状明显减轻，纳眠可，二便调，舌红苔薄黄，脉弦。继守上方加辛夷、白芷以通窍止痛，继服3剂。

四诊：2019年1月4日。患者诉症状明显好转，偶有新疹，伴微痒；鼻痒、鼻塞症状明显减轻，纳眠可，二便调，舌红，苔薄黄，脉弦，继服7剂；埋线治疗1次。治疗3个月，疹消痒止。

按语：本例患者，耳部流脓水，根据脏腑经络辨证，属少阳经病变，主抓病机。方用治疗少阳证之基础方，又是和解少阳之代表方——小柴胡汤，方中柴胡苦平，入肝胆经，透泻少阳之邪，并能疏泄气机之郁滞，使少阳之邪得以疏散，黄芩苦寒，清泻少阳之热，两药相伍，一散一收，恰入少阳，以解少阳之邪。胆气犯胃，胃失和降，佐以半夏和胃降逆止呕，邪从太阳传入少阳，源于正气本虚，故佐以潞党参、大枣益气补脾，既取其扶正以祛邪，又取其益气以御邪内传，炙甘草助参、枣扶正，兼以调和诸药。笔者加石菖蒲豁痰湿、开耳窍；辛夷、苍耳子祛风、通鼻窍；蒲公英、连翘清热解毒；僵蚕息风通络，解毒散结。诸药合用，以和解少阳为主，兼和胃气、祛风通窍，使邪气得解，则诸症自除。

六、寒凝血虚

案 陈某，女，21岁，面部起皮疹反复发作2年，加重1个月。于2018年2月6日初诊。

患者，平素手足厥寒，2年前因饮食不慎，过食香辣生冷食物，颜面部出现散在粉刺、红色丘疹，伴瘙痒。自行外用药膏（具体不详），皮疹消退不明显，2年来病情时有反复，冬季遇冷加重，有痛经史，未系统诊治，遂来诊。刻下症见：两颊、下颌部散在粉刺、丘疹，色淡红，双侧面颊留有凹陷性瘢痕，伴轻度疼痛，四肢厥寒，无明显口干、口苦，纳眠尚可，二便调。舌质淡红，苔薄白，脉沉细。

[诊断] 寻常痤疮。

[辨证治法] 证属寒凝血虚。治宜温经散寒，消肿散结。

[处方] 当归四逆汤加味：当归15g，桂枝20g，白芍20g，通草5g，北细辛6g，大枣15g，海藻15g，甘草10g，蜈蚣2条。3剂，2日1剂，水煎服。

[外治] 夫西地酸乳膏，每日2~3次。强红光照射隔日1次。

二诊：1周后复诊，患者无新发皮疹，原粉刺、丘疹部分消退，瘢痕色淡，自感手足温暖，纳眠可，二便调。效不更方，守方加益母草15g以调经利血。

按语：患者平素手足厥寒，加之饮食不慎，过食香辣生冷食物，素体血虚，寒邪凝滞肌肤，搏结于面，故见颜面部出现散在粉刺、丘疹，面颊局部形成凹陷性瘢痕，伴轻度疼痛；治疗当温经散寒，消肿散结。当归四逆汤出自《伤寒论》第351条"手足厥寒，脉细欲绝者，当归四逆汤主之"。此方以桂枝汤去生姜，加当归、通草、细辛而成。方以当归、甘草甘辛苦温为主药，合桂枝、细辛、通草辛通而散经络寒邪之凝滞，则厥寒、疼痛可缓解。芍药与甘草相配，缓急止痛；细辛辛温，通达表里上下之经脉，通草通经通脉，更以大枣、甘草益中气、助营血，诸药配伍，温经散寒，养血通脉。再加海藻与甘草形成药对以软坚散结；《医学衷中参西录》云："蜈蚣走窜之力最速，内而脏腑，外而经络，凡气血凝聚之处皆能开之……凡一切疮疡诸毒皆能消之。"患者病程日久，用蜈蚣可加强通络散寒之功。

七、肝肾不足，阴虚内热

案 卜某，女，30岁，面部起丘疹1年余。于2018年10月23日初诊。

患者1年前产后面部反复出现粉刺、丘疹、脓疱、结节，下颌为重，稍食辛辣、温燥之物皮疹复发加重，未做特殊处理来诊。现症见：面部粉刺、丘疹、结节，下颌为重，疹色红，部分有脓疱，无明显疼痛、瘙痒症状，无口干、口苦，饮食、睡眠可，二便调。舌质红，苔薄黄，脉细。

[**诊断**] 寻常痤疮。

[**辨证治法**] 证属肝肾不足，阴虚内热。治宜补肝肾、滋阴血、降虚火、调冲任。

[**处方**] 知柏地黄汤合二至丸加味：炒知母20g，炒黄柏15g，生地黄30g，山茱萸15g，山药30g，炒泽泻30g，牡丹皮15g，茯苓20g，女贞子30g，旱莲草30g，三棱15g，莪术15g，海藻15g，甘草10g，蜈蚣2条。3剂，2日1剂，水煎服。

[**外治**] 强红光和蓝光照射、火针1次；夫西地酸乳膏外擦，每日2次；痤疮膏外敷，每晚1次。

二诊：2018年10月28日。患者诉原有皮疹部分好转，部分发红未溃，无新发皮疹，月经将至。方予二至丸加味：女贞子30g，旱莲草30g，炒知母20g，炒黄柏15g，海藻15g，甘草10g，蜈蚣2条，贯众30g，皂角刺15g，益母草15g，白花蛇舌草20g。继服3剂，巩固治疗。外治同上。

按语：该患者产后始发病，妇人产后气血损伤、冲任失调，阴血亏少，阴无以制阳，致体内阳相对亢奋，阳亢易生内热。下颌属冲任在人体表分布映射区域，皮疹以下颌为重；阴虚内热，虚火上浮，故不耐辛辣、温燥之物，皮疹色红，有脓疱，痛痒不剧烈特点；结合舌脉象，辨证总属肝肾不足、阴虚内热之证，治以补肝肾、滋阴血、降虚火、调冲任。方予知柏地黄汤合二至丸加三棱、莪术、海藻、甘草、蜈蚣治疗。知柏地黄汤可滋阴降火、泻火存阴，祛阴分伏热，滋补肝肾以调冲任。二至丸源于《证治准绳》，女贞子禀天地至阴之气，旱莲草乃草本植物之精华，二药合用，滋阴之力倍增，专治肝肾之虚火，故合用以增强滋阴降火之功；"气为血之帅，血为气之母"血虚则气不行，气不行则血愈瘀，病程日久亦必有瘀，故加三棱、莪术以行气活血化瘀；蜈蚣善行经络，通行气血，使全方补而不滞；海藻、甘草软坚散结以消痤疮、结节。二诊时患者原有皮疹好转，部分发红未溃，无新发皮疹，经期将近，经前宜疏调，勿滥补，故予上方基础上去六味地黄丸、三棱、莪术，加贯众、皂角刺、白花蛇舌草以清热解毒，软坚散结；血不利则为水，加益母草以利血气、护冲任。中药内服配合火针，红蓝光及夫西地酸外用抗感染，中西合璧治疗，疗效俱佳。

八、肾阳亏虚，上热下寒

案 杨某，男，21岁，面部痤疮反复发作4年，加重半年。于2018年7月16日初诊。

4年前无明显诱因头面部皮肤出现散在丘疹、囊肿、结节，伴有疼痛，不痒，未予重视，未予系统治疗。半年前因熬夜劳累，加之外受风寒，上述症状加重，伴有咳嗽、流涕、鼻塞等症状，至当地诊所就诊输液治疗（具体不详）后咳嗽症状好转，但之后仍反复有阵发性咳嗽，伴有咽痛，遂来诊。刻下症见：头面颈部皮肤丘疹、囊肿、结节，伴疼痛，咳嗽、咽痛咽痒，时畏风怕冷，纳可，夜眠差，二便调。舌红，苔薄黄，脉弦细。

[诊断] 寻常痤疮。

[辨证治法] 证属肾阳亏虚，上热下寒。治宜温肾潜阳，利咽散结。

[处方] 潜阳封髓丹加减：制附子30g，炙龟甲20g，黄柏15g，砂仁10g，炙甘草10g，车前子30g，桑白皮30g，桔梗15g，蜈蚣3条。3剂，2日1剂，水煎服。外涂痤疮膏及夫西地酸乳膏，3次/日；辅以火针治疗。

二诊：2018年7月23日。经上述治疗后左侧面颊部及颈部无新疹出现，部分原有炎性丘疹、囊肿、结节明显消退，右侧面颊仍有散在新起丘疹及囊肿结节，无明显疼痛；咳嗽、咽痛症状已好转。纳眠可。舌红苔薄黄，脉弦。效不更方，继予潜阳封髓丹为基础方，上方中去桔梗，加牡蛎20g，以软坚散结、降气，嘱服用7剂以巩固疗效。外治同前。2个月后随访上症皆除。

按语：该则医案虽然主要以上部病证为主，但其本在下焦，病位主要在下焦肾。病机为肾阳亏虚，上下寒热不调。肾者，水火之宅也，若下焦元阴、元阳不能交感互藏，肾水虚寒，虚阳上浮，则可出现咳嗽上部病证；足少阴肾经"其直者，入肺中，循喉咙，挟舌本"，虚阳上越，易循经灼伤肺及咽喉，故出现咳嗽、咯痰，咽痛咽痒等上焦虚热，以及畏风怕冷等下焦虚寒症状。患者平素嗜食辛辣及甜食，日久脾虚生痰湿，郁而化热，热毒内生，疏泄不畅，痰热火毒阻于肌肤，故发为头面颈部红色丘疹、结节、囊肿，伴有疼痛。治疗则应该治以温肾潜阳，利咽散结，根据患者病情及舌脉象，四诊合参，选方潜阳封髓丹加味。潜阳封髓丹是潜阳丹与封髓丹二方所合而成。潜阳丹乃火神派鼻祖郑钦安所著《医理真传》中的一张扶阳方，全方由西砂仁、附子、龟甲、甘草4味药组成，其法在潜阳、纳气归肾、引火归原，治疗阳气不足、虚阳上浮诸证。封髓丹出自许国祯《御药院方》，在明代·董宿《奇效良方》中亦有记载，全方由黄柏、砂仁、甘草3味药组成，《医宗金鉴》评价该方乃"固精之要药"。郑氏谓两方为"纳气归肾"之方，其中附子辛热，能补坎中真阳；龟甲有通阴助阳之力；砂仁能宣中宫一切阴邪，又能纳气归肾；黄柏入心脾肾三脏，能调和水火之枢纽，交通心肾。其制方之意，重在调和水火阴阳，阴阳乃治病必求之本也。吴佩衡等将此两方合而用之，名曰"潜阳封髓丹"。本方重在治本，以温肾潜阳为主，辅以少量利咽散结之药，疗效显著。临床只需详辨病机，注意辨别寒热、真假，重视整体观念，详查病机，去伪存真，据证立法用药，标本兼治，阴阳并调，对疾病的治疗方可效如桴鼓。

九、阳虚寒凝

案 李某，女，25岁，面部起红色丘疹伴瘙痒3年。于2019年1月11日初诊。

患者3年前无明显诱因面部出现暗红色丘疹伴瘙痒，逐渐加重，未系统治疗。现症见：面部弥漫暗红色丘疹伴瘙痒，面部可见明显瘢痕。无口干口渴，纳可，二便正常。舌暗红苔薄白，脉弦。

[**诊断**] 寻常痤疮。

[**辨证治法**] 证属阳虚寒凝。治宜温阳散寒，散结通络。

[**处方**] 阳和汤加减：熟地黄30g，肉桂10g，麻黄10g，鹿角霜15g，白芥子15g，干姜10g，甘草10g，海藻20g，黄芪30g。3剂，2日1剂，水煎服。

[**外治**] 强红光和强蓝光。

按语： 本例患者素体阳虚，因饮食不节、感受寒湿，寒湿之邪阻滞胞宫，经脉阻滞，气血运行不畅，郁结化热，热毒循经上达面部，引起痤疮。方中熟地黄可温补阴血，益精填髓；鹿角胶温肾阳，益精血，两药合用，温补肾阳。肉桂、干姜入血分而温经散寒，温通血脉；白芥子辛温宣通，温化寒痰，通络散结；麻黄辛温宣散，开肌腠，散寒凝。本草言明十八反中，海藻与甘草相反。方中海藻、甘草同用，可增软坚散结之功，具有消瘢痕之功，为此方一大特点。再加黄芪以补气助血行。方中温阳与补血共存，散寒与通络并用，既补阳虚益气血，又通经络祛寒邪，标本同治。外治强红光合强蓝光，用以消炎祛瘢痕。内外同治，可得相辅相成，以达良好疗效。

十、肾阳亏虚，瘀热内阻

案 王某，男，26岁，面部起皮疹2年，再发加重1个月。2017年12月15日初诊。

患者2年前无明显诱因面部出现红丘疹，无痒痛，在外院诊断为"痤疮"，予药物口服及外用（具体不详）后，皮疹消退。1个月前，因工作熬夜后，下颏部、背部出现红丘疹，无痒痛，伴腰酸乏力，手脚心出冷汗。在外未予特殊处理，上述症状无改善，遂到我科就诊。刻症见：下颏、背部泛发粉刺、炎性丘疹，腰部酸痛，手脚心出冷汗，纳眠可，二便调。舌暗，苔薄白，脉沉细。

［诊断］寻常痤疮。

［辨证治法］证属肾阳亏虚，瘀热内阻。治宜温补肾阳，化瘀清热。

［处方］金匮肾气丸加减：附子30g，肉桂15g，熟地黄30g，山萸肉15g，牡丹皮15g，盐泽泻30g，怀山药45g，茯苓20g，莪术15g，三棱15g，连翘15g，蜈蚣2条。3剂，2日1剂，水煎服。

［外治］外擦院内痤疮膏。

随访患者，服药1剂后即感腰酸乏力、手脚心出冷汗缓解，继续服药后无新皮疹出现，对疗效满意。

按语：历来医者大多认为粉刺之病因多为素体阳热偏盛，肺经郁热，复受风邪；或过食辛辣肥甘厚味，胃肠湿热互结，上蒸颜面而致；或脾气不足，运化失常，湿浊内停，郁久化热，热灼津液，煎炼成痰，湿热瘀痰凝滞肌肤而发。治疗也多投以大剂清热泻火之剂，殊不知病因病机体质因人而异，治疗更应以人为本，中医治病求本应遵循"整体观念，辨证论治"之思维。在本病案中，抓住患者肾阳亏虚之根本，予金匮肾气丸为基础方，补肾助阳，化生阳气；再投予粉刺病之专病专药，随症加减，予连翘清热解毒，消痈散结；用三棱、莪术活血散瘀消结；加蜈蚣通络止痒。全方以补肝肾、祛瘀血、清热结，从这三个方面来治疗，疗效确切。

十一、肝肾阴虚

案 和某某，女，22岁，面部反复起皮疹8年。于2019年1月11日就诊。

患者8年前无明显诱因面部出现少许红丘疹，部分呈小脓疱，平素予"红霉素软膏"外擦，后稍可缓解，1年来因工作繁忙经常熬夜，口周、下颏部皮疹逐渐增多，为求进一步治疗，今日来我科门诊就诊。现症见：口周、下颏部泛发大小不一的红色丘疹，少许脓疱、瘢痕，无结节、囊肿，轻压痛，不痒，月经延后10天，量少，色暗，痛经，口中和，纳眠佳，二便调。舌红，苔薄白，脉弦细数。

［诊断］粉刺（寻常痤疮）。

［辨证治法］证属肝肾阴虚。治宜滋阴泻火，化瘀散结。

［处方］知柏地黄汤合封髓丹加味：炒知母20g，黄柏15g，生地黄30g，山药30g，山茱萸15g，泽泻30g，茯苓20g，牡丹皮15g，砂仁10g，甘草10g，三棱

15g，莪术15g。

[外治]火针（①可快速将脓放出；②火针能以热引热，小开其门，宣散郁热火毒之邪外出；③促进局部气血运行）；甲硝唑凝胶外擦抗感染治疗；红光1次（消肿、消炎、镇痛）。

二诊： 2019年1月25日。无新发皮疹，原有脓疱消失，炎性丘疹明显消退，留有少量瘢痕及色素沉着。舌淡红，苔薄白，脉弦。效不更方，继续服用上方7剂；配合红光、蓝光消瘢痕1次。

按语： 患者平素喜辛辣饮食，1年来熬夜次数增多，容易耗伤人体阴液，导致肾阴不足，相火妄动，故见口周、下颌部红色丘疹；若肾阴不足，肺胃血热，日久煎熬津液而成痰，阴虚血行不畅而成瘀，痰瘀互结于面部而出现脓肿、疤痕；虚火上攻，故见轻压痛；阴血不足，故见月经延迟，量少；舌红，苔薄白，脉弦细数为肝肾阴虚之象，故用知柏地黄汤加封髓丹加味以滋阴泻火，化瘀散结。方中重用熟地黄滋阴补肾，益精填髓，山茱萸滋养肝肾，山药健脾补虚，涩精固肾，泽泻泄浊，防熟地滋腻太过，茯苓健脾渗湿，助泽泻泄肾浊，又助山药补后天之本，牡丹皮清泻相火，知母、黄柏滋阴泻火。封髓丹出自清代医家郑钦安《医理真传》：黄柏味苦入心，禀天冬寒水之气而入肾；甘草调和上下，真火伏藏，苦甘能化阴；砂仁之辛合甘草之甘，辛甘化阳，阴阳交汇，水火既济，全方可引火下行，心肾相交，两方共奏滋阴泻火，交通心肾。加三棱、莪术意在活血化瘀散结消脓疱、瘢痕，疗效甚佳，故二诊继续服用上方巩固治疗。

十二、血瘀寒凝

案 杨某某，女，22岁。颜面部丘疹、脓疱2个月余。于2018年1月16日就诊。

患者2个月余前无明显诱因出现颜面部淡红色丘疹、脓疱，无明显痒痛，未予重视。后丘疹、脓疱逐渐增多，脓疱破溃后可挤出豆腐渣样物，反复发作，自行外用药膏（具体不详）及祛痘护肤品后无好转，为求进一步治疗，今来就诊。现症见：颜面部散在淡红色炎性丘疹，少许脓疱，皮疹轻微疼痛，无瘙痒，平素手足冷，精神、睡眠、食欲尚可，大小便未见异常。有痛经，不甚剧烈，月经色暗，夹有血块。舌质暗淡，边有瘀点，苔薄白，脉沉细。

[诊断] 寻常痤疮。

[辨证治法] 证属血瘀寒凝。治宜温经散寒，活血散瘀。

[处方] 当归四逆汤合桂枝茯苓丸加减：当归15g，白芍15g，桂枝15g，北细辛6g，通草5g，大枣15g，炙甘草10g，茯苓30g，牡丹皮15g，桃仁10g，蜈蚣1条，3剂。

二诊： 2018年1月25日。面部丘疹、脓疱减少，少许新发，手足冷较前好转，大便稀溏，每日1次，无腹痛腹胀，予以上方加附子460g，再予3剂。

三诊：2018年2月3日。面部丘疹大部分消退，脓疱结痂脱落，无新发皮疹，手足转温，二便调。睡眠稍差。予血府逐瘀汤加郁金、合欢皮。

[**处方**] 桃仁15g，红花5g，当归15g，川芎15g，生地黄15g，赤芍30g，柴胡15g，炒枳壳15g，桔梗15g，炒川牛膝30g，甘草5g，郁金15g，合欢皮15g，3剂。

按语：本例患者初诊，见炎性丘疹、脓疱生于颜面，似有风热之象，然查其舌质暗淡，边有瘀点，苔薄白，脉沉细，则有阳虚寒凝瘀血之征，结合其手足不温，痛经见血块，辨证为血瘀寒凝。方以当归四逆汤温经散寒，养血通脉；合桂枝茯苓丸化瘀生新，调和气血，如是则寒凝得散，血虚得养，瘀血得去而气血自和；加蜈蚣，取其性善走窜，开经络之郁结，则痛痒得消。二诊患者大便稀溏，乃中焦虚寒之象，加制附子以温中散寒。三诊皮疹消退明显，手足转温，为阳气达于四末，经络之寒已散之征，改用血府逐瘀汤，一则祛未尽之瘀，二则通调血脉以助生新，促进组织修复；加合欢皮、郁金安神解郁，眠安则五脏安定，气血调和，皮疹自愈。西医学认为，痤疮的发生主要与皮脂分泌过多、毛囊皮脂腺导管堵塞、细菌感染和炎症反应等因素密切相关。从中医角度来看，无论是皮脂分泌增多，抑或是毛囊皮脂腺导管堵塞，以及继发于毛囊堵塞的细菌感染和炎症反应，无不与一身气血阴阳失调相关，盖阴阳调，气血和，经络通则肌肤得以濡养，皮肤屏障功能及皮肤附属器的正常生理功能得以维持，则无病已。外病实以内发。没有内患，则外无皮病。故中医药治疗痤疮，关键在从人体气血阴阳、脏腑功能失调入手，辨证论治，以治其本；酌加引经通络、消痈散结之品，以促进皮损消退；恢复期使用活血化瘀之法，可促进组织修复，减轻炎症后色素沉着；每日22：00~2：00为皮肤基底细胞修复时间，安神助眠之品可改善睡眠而促进皮肤基底细胞再生，临床可随证应用。"上工守神"，神安则形气自备，故治皮肤病勿忘调神治神。

第三节　玫瑰痤疮

玫瑰痤疮，又称酒渣鼻，是一种以鼻部发红，上起丘疹、脓疱及毛细血管扩张，形似草莓或熟透的西红柿为特征的皮肤病。好发于颜面中部，以鼻尖、鼻翼为主，其次为颊部、颏部、前额，常对称分布，多发于中年人，妇女较多，西医多以抗感染治疗。《景岳全书》云："酒渣鼻由肺经血热内蒸，次遇风寒外束，血瘀凝滞而成，故先紫而后黑。"多从肺胃积热、瘀血阻滞、热毒炽盛三方面论治。

血热风燥

案 郑某，男，19岁，鼻面部红斑、丘疹2年。于2018年7月24日初诊。

患者2年前食辛辣后，鼻部起点状红斑、丘疹，微痒痛，自行涂擦药膏（具体不详）后症状稍好转，后病情反复加重，红斑、丘疹稍延及面部，鼻部可见毛细血管扩张，遂来就诊。刻下症见：鼻面部红斑、丘疹，见少量毛细血管扩张，微痒，无畏风怕冷，无汗，纳眠可，二便调，舌质红，苔薄黄，脉弦。

[诊断] 玫瑰痤疮。

[辨证治法] 证属血热风燥。治宜清热凉血，祛风止痒。

[处方] 荆芩汤加味：黄芩15g，荆芥15g，紫草30g，赤芍30，生地黄30g，牡丹皮15g，桑白皮15g，生升麻30g，皂角刺15g，僵蚕15g。3剂，每2日1剂，水煎服。

[处方] 外搽夫西地酸乳膏每日3次。配合火针治疗1次。

二诊：2018年8月3日。患者诉经上述治疗后，皮疹明显消退，无痒感，纳眠可，二便正常。舌红，苔薄白，脉弦细。

[处方] 中药守上方，加陈皮10g，5剂内服，2日1剂。外治同前。

按语： 荆芩汤凉血祛风透疹，配伍桑白皮、升麻清肺胃之热并解毒，皂角刺、僵蚕散结祛风。全方配伍精巧，内外合治，方机相应，药贵精专，效如桴鼓。

第四节　斑秃

斑秃是一种精神因素主导、自身免疫相关的非瘢痕性毛发脱失性疾病，可发生于身体任何部位。病因尚不完全清楚，目前认为可能与遗传、精神与情绪应激、内分泌失调、免疫炎症等多因素有关，可能属于多基因疾病范畴。临床特点是：突然发生斑片状脱发，脱发区皮肤变薄，多无自觉症状。可发生于任何年龄，多见于青年，男女均可发病。《外科正宗·油风》云："油风乃血虚不能随气荣养肌肤，故毛发根空，脱落成片，皮肤光亮，痒如虫行，此皆风热乘虚攻注而然。"中医病因病机认为过食辛辣厚味，或情志不遂，抑郁化火，损阴耗血，血热生风，风热上窜巅顶，毛发失于阴血濡养而突然脱落；或情志内伤，气机不畅，气滞血瘀致毛发失荣；或久病及产后气血两虚，精血亏虚，毛发失养而脱；或肝肾不足，精不化血，血不养发，肌腠失润，发无生长之源，毛根空虚而发落成片，甚至全身毛发脱落。

一、气虚血瘀

案 栗某，男，59岁，头发进行性脱落3月。于2018年9月2日初诊。

患者3个月前无明显诱因感枕部头皮瘙痒，随后瘙痒部位头发出现大小不等的片状脱落，脱发区皮肤无异常，曾至当地医院就诊，诊断为"斑秃"，予口服药物、外用药膏（具体药物不详）治疗后，病情无明显好转。刻下症见：枕部头发大小不等的片状脱落，脱发区头皮光亮，状如涂油，脱发区皮肤无红斑、鳞屑、丘疹、萎缩。平素无发热恶寒，无口苦口干，纳眠可，二便调。舌质红，苔薄黄，脉弦。

[诊断] 斑秃。

[辨证治法] 证属气虚血瘀。治宜益气活血，祛瘀新生，祛风通络。

[处方] 补阳还五汤加味：黄芪50g，当归15g，桃仁10g，红花5g，赤芍30g，川芎15g，柴胡15g，牡蛎20g，菟丝子15g，乌梢蛇15g。3剂，2日1剂，水煎服。

[外治] 生发酊喷于老姜切面，外擦脱发区直至头皮微微发热，每天两次。

二诊：2018年9月8日。患者经上述治疗后，脱发区可见少许新生毳毛，诉感头晕，无恶心、呕吐，无耳鸣耳聋等症，纳眠可，二便调，舌红，苔薄黄，脉弦。治疗以益气活血，祛风通络有效，效不更方，原方去菟丝子，加炒泽泻40g，白术20g，继服3剂；继续生发酊外擦治疗，每日2次。

三诊：2018年9月22日。患者脱发区可见较多新生毳毛，自诉头晕消失，纳眠可，二便调，舌红，苔薄黄，脉弦。守上方，头晕止去炒泽泻、白术，继服7剂；生发酊继续外擦，每日2次。继服7剂后，患者新发再生。

按语：本例患者既往体健，3月前突然出现脱发，究其原因，考虑气血失调，血行不畅，瘀血阻于头部血络，阻塞血路，瘀血不去，新血不生，发失所养所致。正如《医林改错》所说"无病脱发，亦是血瘀"及"脱发之处，便是血瘀"。方为补阳还五汤，亦选自《医林改错》，方中黄芪最善补气，大气旺则气滞行，血瘀通，即"大气一转，其气乃散"，故重用为君药；川芎活血行气；当归补血和血；赤芍长于活血散瘀止痛；再配桃仁、红花专于活血化瘀，上六药配伍，使心气充沛，运血有力，共奏益气活血之效；柴胡、牡蛎调畅气机，补气而不滞气；菟丝子《神农本草经》载："主续绝伤，补不足，益气力"，共为佐药。使以乌梢蛇外达皮肤、内通经络，以达搜风透骨之妙。《素问·调经论》言："气血不和，百病乃变化而生"；《素问·至真要大论》道："疏其气血，令其条达，而致和平"；王清任说："治病之要诀，在明白气血。"本病注重气血同调，达"气血通和，何患不除"之效。

二、阴虚血燥

案 陈某，男，27岁，发现头发斑状脱落1周就诊。

患者1周前发现头发斑状脱落，直径约4cm，局部头皮光滑发亮，头皮油腻，无疼痛及瘙痒不适。精神、食欲尚可，眠差，多梦，二便调。舌质红，苔薄黄，脉细。

[诊断] 斑秃。

[辨证治法] 证属阴虚血燥。治宜养血和营，潜阳固阴。

[处方] 桂枝龙骨牡蛎汤加味：桂枝20g，白芍20g，干姜10g，大枣15g，甘草10g，生龙骨20g，生牡蛎20g，丹参30g，郁金15g，乌梢蛇15。3剂，2日1剂，水煎服。院内生发酊局部外搽，每日2次。

二诊：1周后，睡眠好转，可见少许白色毳毛新生，效不更方，再予7剂。半月后复诊，斑秃部位见较多黑发生长。睡眠好，诉手心汗出。原方去丹参，加菟丝子30g，再予7剂，新发再生，再无脱发。

按语：患者青年男性，脱发伴眠差多梦，结合舌脉象，为营血虚滞，阴不潜阳，化燥化热之象。发为血之余，营血虚滞，血不能上荣于发，则脱发；夜间阳入于阴，阴虚不能潜阳，则多梦；阴血亏虚，阴虚则热，血虚失于濡养，则化燥生风；舌红，苔薄黄，脉细为血虚有热之象。桂枝汤外可解肌调营卫，内则补虚和阴阳，加龙骨、牡蛎重镇固涩，又可潜阳入阴，使阴精下泄，虚阳不能上浮，则阴阳既济，心肾相交，阴平阳秘，诸症可解。"无病脱发，亦是血瘀"，故加丹参、郁金凉血活血清心，且丹参兼能养心安神，郁金兼能疏肝解郁为佐。乌梢蛇截风通络，合而见效。桂枝龙骨牡蛎汤出自《金匮要略》云："夫失精家，少腹弦急，阴头寒，目眩，发落，脉极虚、芤、迟，为清谷、亡血、失精。脉得诸芤微紧，男子失精，女子梦交，桂枝龙骨牡蛎汤主之。"本条主述阴阳两虚失精证治，"失精家"为过失精者，日久阴虚及阳，则下焦阳虚，见"阴头寒"，精血衰少，不能上荣而见"目眩，发落"。《素问·生气通天论》云："阴阳之要，阳密乃固"，阴失去阳的固摄，阳失去阴的滋养，则阴阳间失去正常维系，心火不下交于肾，肾水无上济于心，心肾不交，心神浮动；虚阴挟火则血热血燥，不能上荣毛发而脱发；阴不潜阳，阴阳失和则多梦。临证同种疾病可见不同证候特征，应用桂枝龙骨牡蛎汤的要点是肝肾俱虚、阴阳失衡、阴阳两虚，在用药的同时应详察病情之久暂与轻重，适当佐以活血祛风之品，可获良效。

三、脾肾亏虚，血虚寒凝

案 张某某，男，23岁，头发斑片状脱落1个月余。于2016年12月26日初诊。

患者1个月前发现后顶部头发脱落一块，约一元硬币大小，在某三甲医院治疗未见明显好转，为求进一步中医治疗，今日来诊。现症见：右顶后部头发脱落，约一元硬币大小，头皮光亮，拔发实验（＋）。伴见面色晦暗，多梦，纳食欠佳，舌淡红，苔薄白，脉弱。

[诊断] 斑秃。

［辨证治法］证属脾肾亏虚，血虚寒凝。治宜补脾益肾，养血生发。

［处方］温经汤加味：吴茱萸15g，潞党参30g，麦冬30g，法半夏15g，生甘草10g，桂枝15g，白芍15g，当归20g，川芎15g，丹皮15g，阿胶20g（冲服），生姜20g，红枣20g，附子30g（先煎），藁本20g，路路通5g，每剂服2天，3剂。

［外治］梅花针扣刺及生发酊外搽治疗。

二诊：2017年1月2日。右后顶部有少许白色毳毛生长，拔发实验（−）。守方继续治疗。

按语：《诸病源候论》曰："血盛则荣于发，故须发美。若血气衰弱，经脉虚衰竭，不能荣润，故须发落。"治疗用温经汤以补脾益肾，养血生发。方中吴茱萸为君药，一药而温三经，既散肝肾之寒、温通冲任，又可温脾益肾，以解寒凝不通之证；当归、川芎、芍药为臣，补血活血，配潞党参、大枣、甘草补脾行血，丹皮清热养血祛瘀；桂枝为佐温通上中下三焦，调和阴阳营卫，助吴茱萸温通经脉，助心阳、温脾阳、温肾阳、散寒邪；使药阿胶为血肉有情之品，补血要药，"主心腹内崩，劳极洒洒如疟状，腰腹痛，四肢酸痛，女子下血、安胎。"阿胶黏腻碍胃，加上冲脉本虚寒，为防逆气冲上，选生姜配半夏以固护胃体，助其运化，补而不壅；麦冬以顾护阴液，气血两虚日久致血瘀经脉，故加路路通疏通经络，藁本引药上行，共达调理之功。

四、气滞血瘀

案 高某，女，22岁，头发斑片状脱落3个月。于2018年9月11日就诊。

患者3个月前无明显诱因开始脱发，未予明确诊断及治疗，为求进一步中医治疗，今日来诊。刻下症见：脱发明显，局部形成多个脱毛区，无口干口苦，纳眠尚可，二便调。舌红，苔薄黄，脉细弦。

［诊断］斑秃。

［辨证治法］证属气滞血瘀。治宜补气活血通络。

［处方］补阳还五汤加味：黄芪60g，当归10g，赤芍30g，川芎20g，地龙5g，红花5g，桃仁5g，制黄精30g，制何首乌30g，天麻10g，荷叶10g，蜈蚣2条。

二诊：2018年10月8日。患者经上述治疗后，新发生长。今日诉口干、无口苦，继守前方补阳还五汤加味，去蜈蚣，加天花粉、怀山药，7剂，以补气活血。

三诊：2018年11月27日。患者经上述治疗后，新发生长。根据患者舌脉象及病情变化，继守前方补阳还五汤加味，去天花粉，加二至丸（旱莲草15g，女贞子30g）7剂，以调补肝肾。

四诊：2019年1月25日。患者经上述治疗后，新发生长，局部斑秃好转，便溏3日。根据患者舌脉象及病情变化，继守前方补阳还五汤加味，加桑椹子

10g，7剂，以补气活血。

按语：本例患者因气机不畅，气滞血瘀致毛发失荣，局部形成多个脱发区，舌红，苔薄黄，脉细弦，治宜补气活血，故用补阳还五汤以补气活血通络。补阳还五汤来源于清·王清任所著《医林改错·瘫痿论》："此方治半身不遂，口眼歪斜，语言謇涩，口角流涎，大便干燥，小便频数，遗尿不禁。""黄芪四两（生），归尾二钱，赤芍一钱半，地龙一钱（去土），川芎一钱，桃仁一钱，红花一钱。"本方重用生黄芪甘温补气，升提固摄，即可补脾胃中气，促气旺则血行，瘀去络通，又可固摄经络，为君药。当归尾活血养血，祛瘀而不伤血，为臣药。佐以赤芍、川芎、桃仁、红花四味，助当归尾以活血祛瘀；又佐性善走之地龙，通经活络，力专善走，周行全身，以助药力。诸药合用，则气旺血行，瘀消络通，诸症可愈。再配以生发药对黄精、何首乌补益肝肾，天麻、荷叶升清降浊引药直达病所，佐以蜈蚣，蜈蚣走窜之力最速，内而脏腑，外而经络，凡气血凝集之处皆能开之。《医学衷中参西录》记载其："性有微毒而专善解毒，凡一切疮疡诸毒皆能消之。"

五、气滞血瘀，肝气不舒

案 杨某，女，28岁，头发脱落1年余，加重2周。于2015年11月22日就诊。

患者1年前无明显诱因出现头发脱落增多，遂到社区医院诊治，诊断为"脱发"，予"米诺地尔酊"局部涂抹，口服"柴胡舒肝散"，经治疗后头发脱落减少，但未痊愈，后未予其他治疗。2周前，因工作压力增加，头皮瘙痒且脱发数量逐渐增加，部分头发呈小片状脱落。今为求进一步的中医诊疗，到我科门诊就诊。刻下症见：全头部头发稀疏，依稀可见抓痕，巅顶约1cm×2cm；枕部约2cm×2cm；右侧头1cm×1cm片状脱发，伴口苦不干，头皮瘙痒，头昏，眠差纳可，经量少，色黑，夹有血块，二便调。舌紫暗，苔白，脉弦数。

［诊断］斑秃。

［辨证治法］证属气血瘀阻、肝气不疏。治宜行气活血，疏肝解郁。

［处方］补阳还五汤加减：生黄芪45g，当归15g，川芎15g，赤芍30g，桃仁15g，红花10g，制黄精30g，制何首乌30g，天麻15g，荷叶10g，龙胆草10g，生柴胡15g，生牡蛎（另包，先煎）20g，3剂。

二诊：2015年12月1日。经上述治疗，患者诉头发油腻减轻，脱发减少，口不苦，纳差眠可，二便调，舌暗红，伴瘀斑瘀点，苔薄白，脉弦数。治疗有效，守上方去龙胆草、生柴胡、生牡蛎，加陈皮15g，焦山楂15g，继服7剂。

三诊：2015年12月16日。脱发部位可见毳毛生长，仍感轻微瘙痒，头昏缓解，纳眠可，舌红，苔白，脉弦。上方制黄精、制何首乌减为15g，加蜈蚣2条，继服7剂。

按语： 本例患者病程较长，又因突发性的情绪刺激，病程较长，久病成瘀，且舌质紫暗，经量少，色黑，经血中有血块，均是气滞血瘀之象，并伴有情志失调。即采用行气活血，疏肝解郁之法，以补阳还五汤加减治之。方中大剂量黄芪配当归，以补益元气，活血通络；川芎、赤芍、桃仁、红花活血祛瘀，以达气行则血行之效；患者头皮瘙痒，蜈蚣性善走窜，通经活络作用较强，亦可搜风通络；制黄精、制何首乌、天麻、荷叶为治脱发之对药，可达养血安神，祛风通络之效；角药龙胆草、生柴胡、生牡蛎疏解肝郁，治疗患者口苦不适。纵观全方，可达行气活血，疏肝解郁之效，该病根据患者病情变化做适当的药物加减，随证治之，则诸症向愈。

六、气虚血瘀，肝肾不足，风邪阻络

案 潘某，女，28岁，头发斑片状脱落半年余，加重1个月。于2016年3月就诊。

患者半年前无明显诱因头顶近发迹线处逐渐出现一5cm×4cm的斑片状头发脱落，在当地医院治疗，无明显好转。1个月前，脱发逐渐增多，无明显自觉症状，纳可，偶有入睡难，二便调，舌红夹瘀，苔薄白，脉细涩。

[**诊断**] 斑秃。

[**辨证治法**] 证属气虚血瘀，肝肾不足，风邪阻络。治宜益气活血，补益肝肾，祛风通络。

[**处方**] 补阳还五汤加减：生黄芪50g，当归10g，川芎15g，赤芍30g，桃仁10g，红花5g，制黄精30g，制何首乌15g，天麻10g，荷叶5g，蜈蚣2条，7剂，水煎服，日服2次，2日1剂。

[**外治**] 院内生发酊联合梅花针叩刺。

服药1个月后复诊，皮肤镜下见大量新生毳毛。

按语： 本案患者因脱发而焦虑，悲思耗散肺脾之气，使肺主皮毛和脾气散精功能减退，致发根不固；又因肝气郁结，气滞血瘀，瘀血不去，新血难生，发失所养而脱落。《医林改错》中阐述："头发脱落，各医书皆言伤血，不知皮里肉外血瘀，阻塞血路，新血不能养发，故发脱落。无病脱发，亦是血瘀。用药三副，发不脱，十副必长新发。"方中重用黄芪以补气生血，运血固表，生发养发，紧束发根，使之不易脱落；当归养血和营，活血通络，二药合用为君，使气旺则血行，活血而不伤血。赤芍、川芎、桃仁、红花四药为臣以补血活血祛瘀。制黄精、制何首乌二药补益肝肾，滋水涵木；天麻、荷叶升清降浊，升降气血；蜈蚣引药上行，逐瘀通络。

第五节 雄激素性脱发

雄激素性脱发属于常染色体显性遗传的多基因疾病，表现为头发密度进行性减少。患者局部头皮毛囊对雄激素（主要是二氢睾酮）的敏感性增加，导致毛囊微型化，毛干变细，临床表现为头发稀疏、变薄。本病病因尚不明，可能与精神因素、内分泌、局部病灶等因素有关。中医学认为与肝郁血瘀、气血两虚、肝肾不足有关，《诸病源候论》说："足少阴肾之经也，其华在发……若血盛则荣于须发，故须发美；若血气衰弱，经脉衰竭，不能荣润，故须发秃落。"对本病的治疗，世人多受"脱发多责之虚"之说，多以补肾为主，有起效者，有无效者，殊不知，脱发并非全责之肾虚。临证中，应遵循"辨证论治，整体观念"的原则，抓住疾病的本质，审证求因。

一、脾胃湿热

案 吴某，男，26岁，脱发2年，加重1个月。于2018年10月30日初诊。

患者2年前无明显诱因出现头发脱落，日渐增多，头部不痛不痒，到多家医院就诊，诊治后效果不明显，今来诊。刻下症见：头部毛发稀疏，前额发际线明显后退，自诉手心汗出，饮食较差，二便调，舌红，苔黄腻，脉弦滑。

［诊断］雄激素性脱发。

［辨证治法］证属脾胃湿热。治宜清热利湿，理气和胃。

［处方］半夏泻心汤加味：半夏15g，炒黄芩15g，川黄连5g，干姜10g，大枣15g，甘草10g，潞党参30g，荆芥15g，防风15g，连翘15g，金银花15g，侧柏叶15g。3剂，2日1剂，水煎服。

［外治］自制生发酊，每日外擦脱发处2次，每次10分钟。

1周后复诊，脱发减少，纳食明显改善。

按语：本案患者，根据症状与舌脉象，可知是湿热阻滞脾胃，食物在胃难于腐熟，脾失转输运化，日久水谷精微难以化生，气血流通受阻，头发则不荣而落。李时珍曾指出："泻心者，亦即泻脾胃之湿热，非泻心也。"清代医家汪琥《伤寒论辨证广注》认为半夏泻心汤是治疗"湿热不调，虚实相伴之痞"的方剂。方中黄连、黄芩，清热燥湿，降泄浊逆；半夏醒脾和胃，燥湿和中；干姜温中理脾和胃，防止苦寒伤中气；人参、大枣、甘草，补益中气，健脾和胃。方中加用荆芥、防风祛风；金银花、连翘清热凉血；侧柏叶入肝经，能凉血乌发。

二、痰浊内扰，气血亏虚

案 王某，女，37岁，头部进行性脱发3年，于2019年1月1日初诊。

患者3年前无明显诱因出现脱发,未予系统诊治。3年间患者脱发进行性加重,头顶及前额两侧为甚,头皮油腻,自诉眠差,少寐多梦,偶感神疲乏力,纳可,二便调。专科检查:前额两侧、头顶头发纤细稀疏,脱发处皮肤光滑,可见纤细毳毛,头皮油腻,舌淡苔薄白,脉滑。

[诊断]雄激素性脱发。

[辨证治法]证属痰浊内扰,气血亏虚。治宜化痰宁心,益气养血。

[处方]十味温胆汤加味:法半夏15g,炒枳实15g,陈皮10g,茯苓30g,潞党参30g,熟地黄30g,炒酸枣仁30g,五味子10g,制远志5g,炙甘草10g,炒侧柏叶15g,石菖蒲10g,3剂,2日1剂,水煎服。外擦生发酊,每日1次。

二诊:2019年1月14日。服药后,患者脱发较前减少,头皮油腻明显缓解。在上方基础上去石菖蒲,加菟丝子15g,补肾养肝生发,再服7剂。继续外擦生发酊。

三诊:2019年1月29日。经治疗后,患者脱发明显减少,眠差、神疲乏力较前缓解,脱发处可见新发生长,患者自觉心慌,上方去菟丝子,加桂枝15g,温通心阳。外治同前。续服7剂,脱发止,夜间安然入眠。

按语:本例患者因平素饮食不节,脾胃受损酿生痰浊,壅遏于中,痰浊上扰,胃气失和,而不得安寐,即所谓"胃不和则卧不安",不寐日久,阴阳不调,气血失和,"发为血之余",旧发无阴血之滋养,新发无阴血助育以化生,则头发日渐脱落稀疏。究其病之本源,在于痰浊内扰所致之不寐,先调其睡眠,则可治其本,正本清源。本案用十味温胆汤化痰宁心泻其实,益气养血补其虚,虚实并治,则睡眠转佳,气血调和,新发得气血滋养则渐生。

三、营卫不和,阴阳两虚

案　陶某,男,30岁,头部进行性脱发4年,于2018年5月25日初诊。

前额两侧头发纤细稀疏,脱发处皮肤光滑,可见纤细毳毛。平素眠差,少寐多梦,手心易出汗,偶有胸闷不适感。舌红,苔黄根厚腻,脉弦细。

[诊断]雄激素性脱发。

[辨证治法]营卫不和,阴阳两虚。治宜调和阴阳。

[处方]桂枝加龙骨牡蛎加减:桂枝20g,白芍20g,干姜15g,甘草10g,大枣15g,龙骨20g,牡蛎20g,茯苓15g,苦杏仁15g,柴胡15g,炒枳壳15g,乌梢蛇15g。3剂,2日1剂,水煎服。外擦自制生发酊,每日1次。

二诊:2018年6月1日。服药后,患者脱发减少,仍觉胸闷,故上方基础上易茯苓杏仁甘草汤为橘枳姜汤(陈皮20g,炒枳实15g,生姜10g)以行气降逆,继服3剂;外治同前。

三诊:2018年6月8日。经治疗后,患者脱发明显减少,胸闷症状较前改善,脱发处可见新发生长,在上方中加菟丝子20g补肾生发,毳毛数量明显增多。再服7剂；外治同前。

四诊：2018年6月22日。经治疗后，患者脱发明显减少，胸闷症状明显改善，脱发处可见新发生，毳毛数量明显增多，可见发根，患者近来眠欠佳，上方加入丹参30g养血安神，续服3剂，外治同前。如此坚持治疗3个月余，脱发止，无其他不适。

按语：本案在辨证论治的基础上，根据方证对应、方机对应原则，用了3个经方：桂枝加龙骨牡蛎汤、茯苓杏仁甘草汤、橘枳姜汤，收效良好。患者初诊时自诉平素眠差，少寐多梦，手心易出汗，自觉胸闷不适，结合舌脉，辨证为营卫不和，阴阳两虚。参《金匮要略》条文："夫失精家，少腹弦急，阴头寒，目眩，发落，脉极虚芤迟，为清谷、亡血、失精，脉得诸芤动微紧，男子失精，女子梦交，桂枝加龙骨牡蛎汤主之""胸痹，胸中气塞，短气，茯苓杏仁甘草汤主之，橘枳姜汤亦主之。"根据患者症状及病机，即有是证用是方。初诊时用偏于化饮的茯苓杏仁甘草汤宣肺化饮，并加用柴胡、枳壳疏肝行气来缓解其胸闷，服药后症状缓解不明显，故二诊时把苓杏甘草汤改为偏于行气的橘枳姜汤，胸闷缓解明显；三四诊时效不更方，仅根据患者症状，分别在上方基础上加菟丝子补肾生发、丹参养血安神。

四、肾阳亏虚，气血不足

案 杨某，男，30岁，头部进行性脱发1年，于2018年6月5日就诊。

前额两侧、头顶头发纤细稀疏，脱发处皮肤光滑，可见毳毛，舌红苔白腻，脉沉细。

［诊断］雄激素源性脱发。

［辨证治法］证属肾阳亏虚、气血不足。治宜温肾助阳，补气养血。

［处方］真武汤加味：制附子60g，茯苓30g，炒白术15g，白芍30g，干姜20g，黄芪30g，当归5g，仙鹤草15g，陈皮10g，九香虫5g。7剂，2日1剂，水煎服。外擦生发酊，每日1次。

二诊：2018年6月24日。服药后，患者脱发未减少，症如前，患者脉象仍沉，在上方基础上加桂枝15g，肉桂10g，以温通心肾之阳气，再服7剂；继续外擦生发酊。

三诊：2018年7月8日。经治疗后，患者脱发减少，自述体重增加，脱发处可见新发生，患者舌红，苔黄厚腻，脉弦。上方基础上去陈皮，加炒枳实30g，行气燥湿。续服7剂；继续外擦生发酊。

四诊：2018年7月27日。经治疗后，患者体重增加，精力充沛，脱发明显减少，脱发处新生毳毛数量增多，患者苔仍黄腻。在上方基础上去桂枝，加泽兰15g化瘀利水，再予服7剂。

按语：患者体瘦，脉象沉细，沉主病在里，细主虚，《素问·六节藏象论》

说"肾……其华在发",又有"发为血之余",肾精不足则发无生机之根源,气血不足则发失滋养,故出现头发脱落、纤细稀疏,根据本案患者舌脉症,辨证为肾阳亏虚、气血不足。

方用温肾助阳之真武汤,加黄芪、当归、仙鹤草补气生血;加陈皮健脾燥湿;加九香虫"壮脾肾之元阳,理胸膈之气滞,气血双宣"。二诊患者脉沉如前,加桂枝、肉桂温通心肾之阳气,鼓舞气血上达以滋发养发。三诊患者脉象好转,舌苔转黄腻,去辛温之陈皮,加苦寒破气枳实,取"气化湿亦化"之意。四诊患者舌苔仍黄腻,考虑"血不利则为水",去辛温之桂枝加泽兰以活血化瘀利水。四诊时患者自诉服药后体重增加,因其肾阳亏虚症状得到改善,而肾阳为一身阳气之本,"五脏之阳气,非此不能发",故脾胃功能亦随之改善,气血生化有源,四肢肌肉得以充养,故见体重增加。

五、肝郁肾虚

案 沈某某,女,41岁,头皮油腻伴脱发3个月余。于2017年12月22日就诊。

患者3个月余前因工作压力大、精神紧张出现头皮油腻,脱发增多,未予重视,后症状持续,逐渐加重,头发脱落后新生头发稀疏细软,为求进一步治疗,今来就诊。现症见:头皮油腻,头发稀疏细软,以头顶明显,精神稍焦虑,饮食可,夜间睡眠差,易醒,多梦,二便调。舌质淡,苔薄白,脉细。

[诊断]雄激素源性脱发

[辨证治法]证属肝郁肾虚。治宜柔肝补肾。

[处方]《傅青主女科》定经汤加味:熟地黄30g,当归15g,川芎15g,赤芍30g,炒菟丝子15g,天麻10g,羌活10g,木瓜15g,藁本15g,鸡血藤15g,炒酸枣仁15g,柏子仁15g。

二诊:2018年1月5日。脱发及头皮油腻减轻,微有心烦,睡眠较前明显好转,每夜睡眠约6小时,多梦,醒后不能描述梦境。上方去柏子仁,加栀子15g,淡豆豉15g,以清心除烦,再予6剂。巩固治疗。

2个月后电话随访,发生、经畅。

按语:本例患者脱发有工作压力大,精神紧张之诱因;但有经期延后、量少、色淡。辨证为肝肾精亏,血不养发。故以定经汤加减柔肝补肾。方中以熟地黄、赤芍、当归、川芎、菟丝子养血补肝脾肾之精气。五脏精充气足,则精能化血,生发有源。佐以天麻、藁本上行巅顶,引药直达病所;羌活、木瓜祛风通络除湿;鸡血藤养血祛风;酸枣仁、柏子仁养心安神。二诊睡眠好转,微有心烦,去柏子仁,合栀子豉汤清热除烦。服药2个月,患者脱发缓解明显,睡眠佳,月经规律,经量增多。本例之治,紧扣整体病机,在中医辨证基础上,用定经汤加减而收效。盖月经延后实则为机体气血阴阳失调,肝郁肾亏之外候,予定经汤，名为调经，实则疏肝补肾而求治病之本；佐引经通络、祛风养血之品而治其标。如此则标本兼顾，病得尽去矣。

六、湿热内阻

案 宁某某，男，52岁，头部进行性脱发3年。于2019年1月28日就诊。

患者3年前无明显诱因开始脱发，未予明确诊断及治疗，为求进一步中医治疗，今日来诊。刻下症见：脱发明显，平素头发出油甚多，无口干、口苦，纳眠尚可，二便调。舌淡红，苔白厚腻，脉弦。实验室检查：真菌镜检示阴性。

［诊断］雄激素源性脱发。

［辨证治法］证属湿热内阻。治宜清热除湿和胃。

［处方］半夏泻心汤加味：法半夏15g，黄连10g，黄芩15g，干姜10g，甘草10g，潞党参30g，大枣10g，荆芥15g，防风15g，侧柏叶15g，土茯苓30g，藁本10g，3剂。

二诊： 2019年2月18日。患者经上述治疗后，新发生长。根据患者舌脉象及病情变化，继守前方半夏泻心汤加味，去侧柏叶，加银花15g，连翘15g，7剂，以清热除湿和胃。

三诊： 2019年3月4日。患者经上述治疗后，新发生长，头发油腻好转。根据患者舌脉象及病情变化，继守前方半夏泻心汤加味，去银花、连翘，加柴胡15g，菟丝子30g，7剂，以调肝益肾生发。

按语： 本例患者"因血虚不能随气荣养肌肤，故毛发根空，脱落，此皆风热乘虚攻注"（《外科正宗》）；邪热阻滞，化为湿邪，即脱发甚；平素头发出油明显，舌淡红，苔白厚腻，脉弦，治以清热除湿和胃。发为血之余，头发之营养来源于气血，《素问》云"营出中焦"，"中焦受气取汁，变化而赤谓之血"。脾胃为气血生化之源，脾胃气血健旺，气血调和，毛发生长旺盛，不致脱发。初诊以半夏泻心汤加味以清热化湿和胃，为生血养发扫清障碍，改善湿热的内环境；荆芥、防风除风疏土，侧柏叶清热控油除腻，土茯苓祛湿，藁本引经达巅顶。二诊去侧柏叶，加银花、连翘，加强清热之功效。三诊去银花、连翘，加柴胡、菟丝子调补肝肾之阴，益生发之源。

第九章 色素障碍性皮肤病

第一节 黄褐斑

黄褐斑，属中医学"面尘""黧黑斑"范畴，是一种面部获得性色素增加性皮肤病，以面颊部出现大小不定、形状不规则、边界清楚的淡褐色或黄褐色斑片为临床特征，皮疹常分布对称，发展缓慢，可持续多年。本病多发生于频繁暴露于紫外线下肤色较深的女性面部，男性亦可见。其发病机制尚未完全阐明，治疗困难，易复发。

一、肝脾两虚

案 黄某，女，37岁，面部黑斑6年。于2016年8月21日初诊。

患者6年前面部始现斑片，逐渐加重，刻下症见：两颊斑色灰褐，如尘土附着，对称分布，日晒后加重，经行无定期，小腹隐痛，量少色淡，头晕心悸，疲乏无力，便溏，纳眠稍差。舌质淡暗，苔白微腻，脉弦濡细。

［诊断］黄褐斑。

［辨证治法］证属肝脾两虚。治宜养血调肝，健脾利湿。

［处方］当归芍药散加味：当归15g，赤芍药30g，茯苓20g，白术20g，炒泽泻40g，川芎15g，山药30g，大红袍30g，马蹄香15g，香附15g，水蛭5g。6剂，2日1剂，水煎服。

二诊：2016年8月28日。头晕心悸大减，面色转华，斑片散开，月经将至。舌脉同上，守上方加益母草15g，服药时加红糖20g，6剂。

三诊：2016年9月14日。痛经明显减轻，经量增加，斑块面积明显缩小，颜色变淡，白带稍多，舌脉同上，续守上方，去大红袍、马蹄香、炙香附、益母草，加苡仁30g，6剂。

四诊：2016年9月28日。诉上药尽剂，停药10余天。见斑片尽失。

按语：黄褐斑是一种慢性皮肤病，中医称之为肝斑，可由肝郁、脾湿导致气血不畅，日久成瘀，阻于颜面发而为斑。因女子以肝为先天，以血为本。肝藏血主疏泄，脾为后天之本，气血之源。肝郁则血滞，滞则成瘀，上阻颜面；肝失条畅，木不疏土，中州不健，内生痰湿，则气血乏源，颜面失养。总之，肝郁易致脾湿，脾湿易致肝虚，二者相狎，则面蔓肝斑。本案患者经行腹痛，其痛绵绵，月期不定，《金匮要略·妇人妊娠病脉证并治》言："妇人腹中诸疾痛，当归芍药散主之。"再审其症，头晕心悸，疲乏便溏，经色淡且舌淡暗，脉弦且濡正是肝虚血瘀，脾虚湿滞之象。原方归芍补血柔肝；苓术泻健脾渗湿；《金匮要略》曰"经为血，血不利则为水"，故用川芎活血行气，气行则血水皆行，郁亦可得疏。方中大红袍、马蹄香、炙香附、红糖辛甘化阳，行气化瘀为治痛经药对。《医学衷中参西录·山药解》言："经信已通，又忽闭不止不行，（山药）加红蔗糖调味，送水服水蛭六分，日再服，当点心用之，久则月信自通。"用当归芍药散肝脾同调，血水同治，方机相应，既除肝虚血瘀之腹痛，又消气血不荣之肝斑，故可一方见功。

二、脾虚湿蕴，瘀血内阻

案 徐某某，女，40岁，面部色素沉着斑进行性加重3年，于2017年11月21日初诊。

患者3年前无明显诱因，于面部双颊出现小片状浅褐色斑，一直未予特殊处理，近期因劳累及日晒后，皮损扩大。为求中医治疗，今日来诊。刻下症见：面颊部、鼻部见片状褐色斑，边界清楚，时有腹痛，舌质红，苔薄黄，脉细弦，纳眠可，二便调。

[诊断] 黄褐斑。

[辨证治法] 证属脾虚湿蕴，瘀血内阻。治宜健脾利湿，养血益脾。

[处方] 当归芍药散合桂枝茯苓丸加味：当归15g，白芍30g，茯苓20g，白术20g，炒泽泻40g，川芎15g，桂枝15g，桃仁10g，牡丹皮15g，僵蚕15g，玫瑰花15g。3剂，2日1剂，水煎服。

二诊：2017年12月5日。治疗2周后，患者面部色斑开始变淡，腹痛减轻。再服原方。继续外用祛斑面膜粉（百合、白芷、明玉竹、杏仁、桃仁、皂角刺、滑石、冬瓜仁各30g打粉），每日1次外敷。

按语：《灵枢·五色》："五色命脏……黑为肾。"《证治准绳·察色要略》：黑色主水、主寒、主痛，乃足少阴肾经之色也。故面斑与寒水之邪关系密切。该患者黄褐斑伴随腹痛的症状，考虑为脾虚不能运化水湿，清阳不升，气血不能上荣头面，久之则血瘀内阻，故出现腹痛症状。辨证为脾虚湿蕴，瘀血内阻。方中当归芍药散活血利水，健脾利水；桂枝茯苓丸健脾利湿，活血化瘀温经；玫瑰花化瘀祛斑；僵蚕祛风增白。

三、肾虚湿热

案 王某，女，37岁，面部褐色斑5年。于2018年9月11日初诊。

患者5年前无明显诱因面部双颊出现小片状浅褐色斑，未予重视，后因日晒，双颊褐色斑块扩大来诊。刻下症见：双面颊浅褐色色素沉着斑，边界清楚，月经量少，色黯淡，有血块，无痛经，经前感腰酸腿软，带下量多色黄，时有异味，纳眠可，二便调。舌暗红，苔薄黄，脉弦滑。

[诊断] 黄褐斑。

[辨证治法] 证属肾虚湿热。治宜益肾活血，清热祛湿。

[处方]《傅青主女科》易黄汤加减：怀山药30g，芡实30g，黄柏15g，车前子30g，白果10g，玫瑰花5g，玉竹30g，丹参30g，僵蚕15g。3剂，2日1剂，水煎服。院内祛斑面膜粉，每日1次外敷。

按语： 该患者为青年女性，平素月量少色黯淡有块，经前感腰酸腿软，皮疹压之不褪色，带下量多色黄，时有异味。结合舌脉象及症状，为肾虚湿热证，益肾活血，清热祛湿；予益肾活血，清热祛湿。方中重用山药、芡实补脾益肾，固涩止带；《本草求真》曰："山药之补，本有过于芡实，而芡实之涩，更有胜于山药"，故共为君药；白果收涩止带，兼除湿热，为臣药。用少量黄柏苦寒入肾，清热燥湿；车前子甘寒，清热利湿，均为佐药。诸药合用，重在补涩，辅以清利，使肾虚得复，热清湿祛，则带下自愈。玫瑰花其性轻扬，既可上行头面，又可理气解郁，和血散瘀；玉竹质柔而润，养阴润燥，善入脾胃经，故重用玉竹；丹参一味，功同四物，故用丹参活血祛瘀，养血活血；白僵蚕《神农本草经》曰："其可灭黑䵟，令人面色好"，亦可化痰散结。

四、水饮上犯，气血失调

案 段某，女，46岁，面部褐色斑8个月。于2018年10月21日初诊。

患者8个月前无明显诱因面部双颊出现小片状浅褐色斑，自行外擦"祛斑化妆品"后皮疹无明显变化，日晒后皮疹面积有所扩大，颜色加深，遂来诊。现症见：面部片状褐色斑，分布对称，双颊明显，偶觉头眩，纳眠可，二便调。舌暗红，苔白，脉弦。

[诊断] 黄褐斑。

[辨证治法] 水饮上犯，气血失调。治宜温阳化饮，调和气血。

[处方] 苓桂术甘汤加味：茯苓30g，桂枝15g，炒白术15g，甘草10g，冬瓜仁30g，玉竹30g，玫瑰花5g，黄芪30g，三棱15g，莪术15g，僵蚕15g。7剂，每2日1剂，水煎服。

二诊： 2018年11月18日。服药后，患者色斑颜色变淡，头眩好转，自觉近日工作压力大，上方加郁金15g，以行气解郁，继服7剂。

三诊： 2019年1月4日。患者色斑颜色明显变淡，头眩消失，心情转佳，在上方中去郁金，加牛膝15g，上病下取、调节气机，继服7剂巩固治疗。

按语： 本例患者从痰饮、气血来辨。从"五色主病"来讲，黑色对应五行之水，此处"水"指病理因素"水饮"而言。刘渡舟教授认为，水寒郁遏阳气，则面色多见青色或黧黑之色，或下眼睑出现青暗之色谓之"水色"；寒饮阻滞，营卫气血运行不利，则面部可出现对称性的色素沉着，谓之"水斑"，此例患者面部之褐色斑即为"水斑"。水饮上犯，阴来搏阳，清阳被水寒之气所蒙蔽，故患者出现头眩。《伤寒论》第67条："伤寒若吐、若下后，心下逆满，气上冲胸，起则头眩……茯苓桂枝白术甘草汤主之。"根据水饮上犯之病机，头眩之症状，选用苓桂术甘汤，方机、方证皆对应，故效。

五、心脾阳虚

案 杨某，女，27岁，发现面颊部暗褐色色素沉着斑1年余。于2019年2月11日初诊。

患者1年前无明显诱因面颊部出现色素沉着斑，色斑连接成片，呈暗褐色，颧骨突出部明显，局部无红肿、鳞屑。未行系统治疗来诊。刻下症见：颧骨突出部位见暗褐色色素沉着斑，色斑连接成片，呈暗褐色。纳眠可，二便调。舌淡，苔白，脉滑。

[诊断] 黄褐斑。

[辨证治法] 证属心脾阳虚。治宜温阳化饮。

[处方] 苓桂术甘汤加味：茯苓30g，甘草15g，桂枝20g，白术20g，僵蚕20g，冬瓜仁30g，玉竹30g，玫瑰花5g。7剂，2日1剂，水煎服。

[外治] 穴位埋线治疗。院内祛斑面膜粉，外敷，每日1次。

二诊：2019年3月3日。患者经上述治疗后，面部色素沉着斑颜色由暗褐色变淡，部分斑片已消失。纳眠可，二便调，舌红，苔白，脉滑。治疗以温阳化饮，效不更方，继服7剂巩固治疗；外治同前。

按语：本例患者舌淡，苔白，脉滑，属心脾阳虚，水饮上泛，根据刘渡舟老的经验提示，方选苓桂术甘汤。温阳化饮。符合张仲景"病痰饮者，当以温药和之"的论点。方中茯苓配桂枝温阳利水消饮，白术合甘草培土制水。诸药同用，使脾阳振奋，水道通畅，饮邪下出。饮邪去，水斑自消。外加玉竹、玫瑰花、冬瓜仁、僵蚕。玉竹滋阴润肺，生津养胃，《神农本草经》言："女萎一名玉竹，味甘，平，无毒。久服去面黑䵟，好颜色，润泽，轻身，不老。"冬瓜仁，入足厥阴肝经，《日华子本草》谓："去皮肤风剥黑䵟，润肌肤。"玫瑰花，疏肝解郁，淡化色斑。僵蚕色白，取象比类，以白治黑，可淡化色斑，白肌肤。综上所述，组方精当，临证用之，效果显著。

第二节　白癜风

白癜风，属中医学"白癜""白驳风"的范畴，是一种常见的获得性、局限性或泛发性皮肤、黏膜色素脱失性疾病，以患处皮肤、黏膜色素脱失、变白为主要临床特征。脱色斑大小不同，形态各异，境界明显，局限或泛发，除色素脱失外，一般无自觉症状。本病初发年龄以10~30岁人群为主，男女发病率大致相等，我国患病率在0.1%~2.7%之间。其发病机制尚未完全阐明，易诊而难治。

一、虚寒瘀阻

案 李某，女，26岁，腰部白斑5年。于2016年8月21日初诊。

患者白癜风病史5年，现左腰部见约8cm×7cm白斑，边缘清楚，近半年面积未扩大，伴口唇干燥、手心烦热，畏寒，四肢欠温，纳眠稍差。舌暗红，苔薄白，脉细涩。

[诊断] 白癜风。

[辨证治法] 证属虚寒瘀阻。治宜散寒益气，活血祛瘀。

[处方] 温经汤加味：吴茱萸10g，全当归10g，干姜10g，甘草10g，白芍30g，潞党参30g，炒黑豆30g，旱莲草30g，川芎15g，桂枝15g，牡丹皮15g，法半夏15g，麦冬15，乌梢蛇15g，阿胶10g（烊化）。6剂，水煎服，2日1剂。白斑处以火针治疗。

二诊：2018年8月28日。唇口干燥缓解，舌体稍红。继守上方，丹皮加至30g，6剂，继予火针治疗。

三诊：2018年9月14日。白斑面积约5.2cm×4.5cm，内现大片色素岛，手心烦热大减，畏寒改善。继服上方7剂，联合火针治疗。

四诊：斑内色素岛增多，融合成大片正常肤色，四肢欠温改善，口稍干。上方桂、姜减半，麦冬加至30g，6剂，火针治疗。

五诊：白斑尽失。

按语：白癜风中医称之为白驳风病，古今医家对此多有论述。《素问·皮部论》认为"多白则寒"。《医林改错·通窍活血汤所治症目》"白癜风血瘀于皮里"。王莒生教授提出白驳风是由于"因虚感邪，入于皮肤络脉，络脉瘀滞，日久邪（毒）瘀伤正"而致。总之，虚、寒、瘀三因夹杂，致气血失和，无以荣养肌肤是其主要病因病机，故虚寒瘀阻是其临床常见证型，治以温经养血祛瘀，以助血行，血行则瘀祛，瘀祛则新生，新血养肤则斑失。《金匮要略》云："妇人……暮即发热，少腹里急，腹满，手掌烦热，唇口干燥，何也？师曰：此病属带下，何以故？曾经半产，瘀血在少腹不去。何以知之？其证唇口干燥，故知之。当以温经汤主之。"患者口唇干燥，血内瘀者不荣于外；掌属阴，病在阴，故手心烦热；阴寒在内，瘀久营衰，寒久阳伤，阳气不达四末，故畏寒、四肢欠温。方中吴萸、桂枝、川芎温经散寒，行气化瘀；当归、芍药、阿胶、麦冬、丹皮养血滋阴以生新血；潞党参、半夏、甘草扶正健脾。炒黑豆以色治色；旱莲汁黑如墨，得少阴水色，入肝滋血；乌梢蛇走窜通达携诸药荣经。故内服温经汤化裁，联合温通之火针，内外合治，整体与局部同调，使气血调和，方能收功。

二、气血瘀滞

案 万某某，女，17岁，面部白斑4年。2018年1月12日初诊。

患者平素饮食偏嗜，喜食生冷、酸味食物，4年前无明显诱因面部额头处出现白色斑点，未予重视，后斑点逐渐扩大、增多，融合成片，最大为2.0cm×1.5cm，边界清楚，边缘色重，部分眉毛颜色变白，自觉无特殊不适。自行外用药物涂擦患处（具体药物不详），无明显缓解。月经色黯有血块，有痛经史。纳眠可，二便调。舌暗红，苔薄白，舌下脉络迂曲，脉细涩。

[诊断] 白癜风（稳定期）。

[辨证治法] 证属气血瘀滞。治宜养血祛瘀，散寒通经。

[处方] 温经汤加味：吴茱萸10g，牡丹皮15g，潞党参30g，桂枝15g，川芎15g，法半夏15g，当归20g，麦冬30g，白芍15g，干姜10g，甘草10g，阿胶6g（烊化），煅自然铜30g，刺蒺藜30g，蜈蚣1条。7剂，2日1剂，水煎服。

[外治] 火针治疗。患者复诊时，患处皮肤颜色已有改变。

按语： 该案例选用温经汤，温清消补并用，以调寒热错杂，虚实兼夹。诸药合用，温经散寒，活血养血，使瘀血去，新血生，血脉和畅，经血自调，血和可濡养肌肤。治疗各型白癜风，笔者常加用刺蒺藜、煅自然铜、蜈蚣。刺蒺藜性味苦辛、平，归肝经，平肝疏风，祛风明目。《本草求真》记载其："按据诸书，虽载温能补肾，可治精遗溺失……凡因风盛而见目赤肿翳，并遍身白癜瘙痒难当者，服此治无不效。"自然铜色如红铜或黄铜，质较纯而轻，味辛气平，入血行血，治疗白癜风，取其辛散行血祛瘀之功。蜈蚣味辛温，有毒，归肝经，可祛风通络，又为引经之药。饮食宜忌在白癜风的治疗中有很重要作用，白癜风患者可少吃酸味食物，多食无花果、核桃、黑芝麻，以提高疗效。

三、脾胃虚弱

案 夏某某，女，25岁，双手背、腕部白斑15年，加重5年。于2018年10月23日初诊。

患者15年前无明显诱因双手背、腕部出现白色斑片，境界不清，未予重视，后白斑逐渐扩大、增多，融合成片，边界清楚，边缘色重，自觉无特殊不适。曾至多家医院就诊，诊断为"白癜风"，予药物（具体不详）外擦无明显缓解。平素易胃脘胀闷，便溏。刻下症见：双手背及手腕多块大小不一的不规则白斑，部分融合成片，最大为3cm×2.5cm，边界清楚，边缘色重。纳稍差，睡眠可，月经调，二便调。舌质红，苔薄黄，脉濡。

[诊断] 白癜风（肢端型）。

[辨证治法] 证属脾胃虚弱。治宜益气健脾，补气养血。

[处方] 归芪建中汤加减：当归5g，黄芪30g，白芍30g，干姜10g，炙甘草

10g，桂枝15g，大枣15g，炒黑豆30g，九香虫5g，炒白术15g，茯苓30g，豨莶草30g。每2日1剂，水煎服。甲泼尼龙片，每日2片，晨服。

[外治] 0.1%他克莫司乳膏2支，外用，每日2次；穴位埋线治疗。

二诊： 2018年10月30日。经上述治疗，患者诉便溏次数减少，未见明显色素岛，纳眠可，二便调，舌红，苔薄黄，脉濡。治疗有效，继守上方去豨莶草，加丹参30g，继服7剂；埋线治疗1次。

三诊： 2018年11月13日。经治疗，白斑无变化，患者诉大便已恢复正常，时有胃脘隐痛，纳眠可，二便调，舌红，苔黄，脉濡数。继守上方去茯苓、白术，加砂仁、木香各10g以温中止痛，继服7剂；埋线治疗1次。

四诊： 2018年11月27日。患者诉症状较前好转，白斑中可见色素岛，纳眠可，二便调，舌红，苔薄黄，脉细。治疗有效，更方为丁蔻理中汤加木香、砂仁、豨莶草、炒黑豆、丹参、苏木、九香虫各5g，以温中理脾，继服7剂；埋线治疗1次。

五诊： 2019年1月1日。患者诉症状好转，无胃胀、便溏等症状，色素岛继续扩大，舌红，苔薄白，脉弦，守上方加煅自燃铜20g，继服7剂；埋线治疗1次。目前继服中药，未再复发。

按语： 治疗白癜风以调和气血，疏通脉络为基本治则，临床辨证论治，四末为胃之本，本例患者病位在四肢末端，加之素来胃脘胀、便溏，根据"脾主四肢肌肉""脾为气血生化之源"等理论，该患者全身各处症状皆因"脾胃气虚"引起，在治疗上应以"建中央，灌四旁"的建中法为主，方取归芪建中汤，此方由黄芪建中汤加当归而成，小建中汤建补中焦，调和营卫，加黄芪、当归可益气补血，黄芪建中汤出自《金匮要略》："虚劳里急诸不足，黄芪建中汤主之。"组方严谨，配伍精当，层次分明，药精效宏，坚持守方长期治疗收效。

四、血热风盛

案 冯某某，女，8岁。右眼睑、躯干白斑15个月。于2018年7月3日初诊。

患儿15个月前无明显诱因，右眼睑、躯干皮肤出现绿豆大小白斑，不痛不痒，曾至外院就诊，诊断为白癜风，予口服药物、外用药膏及激光疗法（具体药物不详）治疗后，病情无明显改善，皮疹时有扩大，未系统治疗。现症见：右眼睑、躯干皮肤可见边缘境界清楚、散在、大小不一白斑。咽部不适感，无口苦、口干，无发热恶寒，纳眠尚可，二便调。舌质红，苔薄黄，脉细数。

[诊断] 白癜风（稳定期）。

[辨证治法] 证属血热风盛。治宜凉血活血，清热祛风。

[处方]《兰室秘藏》选奇汤加味：羌活5g，炒黄芩10g，防风20g，甘草5g，生地黄20g，牡丹皮15g，赤芍20g，紫草20g，豨莶草10g，炒黑豆20g，乌梢蛇10g，煅自然铜20g。2日1剂，水煎服。

［外治］火针治疗，每周1次；0.03%他克莫司软膏外用，每天2次；308nm准分子激光，每周照射3次。

二诊：2018年7月9日。经上述治疗后，白斑未扩大，右眼睑、躯干部位白斑出现色素岛，无恶心、呕吐等症，纳眠可，二便调，舌红，苔薄黄，脉弦。治疗以凉血祛风有效，效不更方，上方加刺蒺藜30g，继服3剂；继续308nm准分子激光、药膏外擦治疗，每周3次。

三诊：2018年7月16日。病情好转，右眼睑、躯干部位白斑色素岛颜色较前加深，无恶心、呕吐等症，纳眠可，二便调，舌红，苔薄黄，脉弦。效不更方，原方继服3剂；继续火针治疗，每周1次；308nm准分子激光治疗，每周3次；药膏外擦治疗，每周3次。

四诊：2018年7月27日。色素岛扩大，白斑缩小，边缘色素加深，纳眠可，二便调，舌红，苔薄黄，脉弦。效不更方，患者诉咽痛，稍咳嗽、咳痰，原方去紫草，加石韦10g。再服3剂；外治同前。

五诊：2018年8月3日。白斑色素岛明显扩大，白斑缩小，边缘色素明显加深，无恶心、呕吐等症，纳眠可，二便调，舌红，苔薄黄，脉弦。效不更方，原方继服3剂；外治同前。继服3剂，色素岛扩大，逐渐恢复皮肤正常颜色。

按语：本例患者因风邪搏结于肌肤，日久化热，气血凝结，肌肤失养所致，证属血热风热。选奇汤方出自《兰室秘藏》，有祛风清热止痛之功效，主治风热夹痰上壅，头痛眩晕，眉棱骨痛。本例患者病位在眼睑，乃因风邪侵袭头面，清阳郁遏所致，故用风药羌活、防风祛风升阳，黄芩清泄郁热，甘草清热和中缓急；加生地黄、牡丹皮、紫草以凉血活血；煅自然铜行血祛瘀；豨莶草、乌梢蛇祛风通络；炒黑豆益气养阴、以黑治白、以色治色。选方巧妙，直达病所，主抓病机，切中要害，方机相应；外者外治，配合火针、激光、药膏等外治法，多有验效。"谨守病机，无失气宜"，此之谓也。

五、湿热蕴毒

案 李某，女，42岁，面部出现白色斑块1年余。2016年8月21日初诊。

患者1年前无明显诱因面部出现蚕豆大小的白色斑块，起初未重视，后白色斑块逐渐扩大，至我院皮肤科门诊就诊。现症见：面部点片状白色斑块。无痒痛，口干苦，舌红，苔黄厚腻，脉弦滑。

［诊断］白癜风。

［辨证治法］证属湿热蕴毒。治宜利湿化浊，清热解毒。

［处方］甘露消毒丹加味：白蔻仁15g，石菖蒲15g，滑石粉30g（包煎），黄芩15g，茵陈30g，藿香15g，连翘15g，薄荷10g，川木通10g，射干15g，浙贝母15g，砂仁15g，九香虫5g。3剂，2日1剂，水煎服。

［外治］火针，每周1次。

二诊：2016年8月28日。患者面部白色斑块明显消退，自诉心中烦闷，夜间睡眠差，舌红苔薄黄，脉弦。治宜和解清热，重镇安神。

[处方] 柴胡加龙骨牡蛎汤加减：柴胡15g，龙骨20g，黄芩15g，生姜10g，煅磁石5g，潞党参30g，桂枝15g，茯苓30g，半夏15g，大黄15g，牡蛎20g，大枣15g，木香15g，砂仁15g。7剂，2日1剂，水煎服。

[外治] 火针。

三诊：2016年9月28日。患者面部白斑大部分消退，睡眠明显好转，患者诉感冒，咳嗽，流清涕，口干苦，舌红，苔白腻，脉弦。治宜解表散寒，温肺化饮。

[处方] 小青龙汤加减：麻黄15g，白芍15g，细辛6g，干姜10g，甘草10g，桂枝15g，五味子15g，法半夏15g，石膏50g。7剂，2日1剂，水煎服。

[外治] 火针。患者白斑逐渐消退。

按语：患者面部起白斑1年余，就诊时舌红苔厚腻，湿热并重表现，湿热交蒸，热毒壅上，故见舌红苔黄厚腻，口干苦，治法应以利湿化浊，清热解毒，用甘露消毒丹加减，方中滑石、茵陈、黄芩三药共为君药，正合湿热并重之病机，石菖蒲、藿香、白豆蔻行气化湿，令气畅湿行。二诊时患者湿热已去大半，但仍有邪气尚存，患者心中烦闷，夜间眠差，故用柴胡加龙骨牡蛎汤以和解清热安神。方中柴胡、桂枝、黄芩和里解外以除烦，龙骨、牡蛎收敛神气而镇惊安神，又有潞党参、大枣益气扶正，加木香、砂仁行气宽中。三诊患者恢复良好，因其感冒，予以小青龙汤加减。

第三节 黑变病

黑变病为好发于颜面部淡褐、深褐、灰褐色色素沉着斑。病因尚未完全确定。中医称之为"面尘"等，认为皮肤黑变病的病变主要在肺肾，如《黄帝内经》说"黑为肾之色""面黑者肾之病"；肺主皮毛，肺气失常则出现皮肤开合失司，进而形成黑变病。

一、肝肾郁结

案 柴某某，女，38岁，颈面部出现黑褐色斑片4年，加重2个月。于2018年7月29日初诊。

患者4年前无明显诱因颈面部出现不对称的黑褐色斑片，未予重视。2个月前无明显诱因黑褐色斑增多，自行涂抹药物，效果不明显来诊。

刻下症见：面部出现不对称的黑褐色斑片，融合成片，经期量少，时断时续，伴有血块、腹痛，舌暗红，苔薄黄，脉弦。

[诊断] 黑变病。

[**辨证治法**] 证属肝肾郁结。治宜疏肝补肾，养血调经。

[**处方**] 定经汤加味：熟地黄30g，白芍30g，当归10g，茯苓15g，柴胡15g，荆芥15g，山药30g，菟丝子30g，丹皮15g，僵蚕15g。3剂，每2日1剂，水煎服。

[**外治**] 院内祛斑面膜粉外用及舒敏治疗。

二诊：患者黑褐色斑片明显消退，色减，舌红苔薄白，脉弦，效不更方，守上方加冬瓜仁30g。外治同前。

按语：观本例患者，经期量少，时断时续，伴有血块、腹痛，有明显肝气郁结之象，故方选《傅青主女科》定经汤用于舒肝肾之气，补肝肾之精。方中熟地黄、菟丝子、山药滋肾补肾，白芍、当归调养肝肾之血，茯苓利水，柴胡、荆芥疏肝气，观患者舌脉象，兼有热象，故加丹皮清热。二诊时患者病情好转，更进一步，加冬瓜仁养颜美容，抗衰老，改善患者皮肤。院内祛斑面膜粉、舒敏治疗用于外治，内外结合，加强疗效。

二、肝热脾寒

案 陈某，女，35岁，眼眶周围黑变病3个月余。于2016年11月13日初诊。

3月前无明显诱因双眼眶周围出现少量黑斑，未予重视，后黑斑面积逐渐扩散，颜色变深，遂至宜宾市某三甲医院就诊，诊断为"黑变病"，予药物治疗1月（具体治疗不详），皮疹未见变化。现症见：双眼眶周围见弥漫性暗褐色斑点、斑片，边界不清，色晦暗，四肢不温，神疲乏力，口渴，口苦，口干，心烦不寐，大便稀溏，每天3~4次，食冷或油腻则腹痛腹泻，小便清长，左关脉弦，右关脉濡。

[**诊断**] 黑变病。

[**辨证治法**] 证属肝热脾寒。治宜温中健脾，柔肝疏肝。

[**处方**] 乌梅丸：乌梅30g，北细辛6g，干姜15g，川黄连10g，当归15g，附子30g（先煎），蜀椒15g（炒，出汗），桂枝15g，潞党参30g，龙骨30g，牡蛎30g，乌梢蛇20g，冬瓜仁30g。3剂，2日1剂，水煎服。

[**外治**] 明玉竹30g，百合30g，冬瓜仁30g，益母草30g，僵蚕30g，皂角刺30g，玫瑰花10g，白芷30g，研细末用柠檬汁调均，每天1次外敷眶周皮肤，每次20分钟。

二诊：2016年11月22日。患者双眼眶周围色斑变淡，四肢不温，神疲乏力，口苦，口干，口渴，心烦不寐等症较前明显缓解，大便每天2次。知药已中的，原方加菟丝子30g填精淡斑。嘱服药期间避免日晒、调畅情志、不可滥用化妆品。

按语：此妇双眼眶周围黑斑，四肢不温，神疲乏力，大便稀溏，每天3~4次，食冷或油腻则腹痛腹泻，小便清长，脉弦细为脾胃虚寒，口苦，口干，口渴，心烦不寐为肝经有热。乌梅丸中的乌梅、白芍柔以补肝阴，桂枝、细辛、干姜、附子、蜀椒、潞党参以温、升肝脾之阳，黄连、黄柏清郁热，龙骨、牡蛎重镇安神，乌梢蛇性走窜，"内走脏腑，外彻皮肤"，冬瓜仁有润泽肌肤、增白祛斑之效。执枢机而调寒热，肝脾并治，内安则外和，斑淡而诸症渐轻。

三、寒凝血瘀

案 王某，女，24岁，面、颈部皮肤变黑1年。于2018年1月19日初诊。

专科检查：面部双颊、前额、颈部见弥漫性暗褐色斑片，边界欠清，色晦暗，似粉尘样外观，舌红，苔薄白，脉细弦。

[诊断] 黑变病。

[辨证治法] 证属寒凝血瘀。治宜温经散寒，养血活血，化瘀消斑。

[处方] 温经汤加味：吴茱萸10g，当归10g，白芍30g，川芎15g，麦门冬15g，半夏15g，潞党参30g，阿胶10g（烊化），桂枝15g，牡丹皮15g，生姜10g，甘草10g，郁金15g，龙骨20g，牡蛎20g。3剂，2日1剂，水煎服。

[外治] 祛斑面膜粉（院内自制），每日1次外敷。

二诊：2018年2月5日。服药后，患者面颈部色斑有所变淡，睡眠较前好转，在上方基础上去龙骨、牡蛎，加玫瑰花5g疏肝解郁、增白祛斑，加僵蚕20g助行药力，再服7剂；继续外用祛斑面膜粉。

三诊：2018年3月12日。经治疗后，患者面颈部色斑明显变淡。守方续服7剂；外治同前。

四诊：2018年6月5日。患者面颈部黑斑尽褪，守方继服7剂巩固治疗；外治同前。

按语：在面色望诊中，黑色为阴寒水盛之色，由于肾阳虚衰，水饮不化，阴寒内盛，血失温养，经脉拘急，气血不畅，故见面色黧黑。温经汤是经方中的大方，从方剂的组成来看，其中可见桂枝汤、麦门冬汤、桂枝茯苓丸、吴茱萸汤、炙甘草汤、当归四逆加吴茱萸生姜汤的痕迹，不难理解该方之温经散寒，养血化瘀的作用，故对于黧黑斑之寒凝血瘀证，笔者常用温经汤对治，既符合方证对应，也不失方机对应。在此基础上，方对证，药对病，眠差，加龙骨、牡蛎重镇安神，睡眠好转后去之；患者因病情志不疏，选郁金、玫瑰花疏肝解郁、增白祛斑，加僵蚕虫类药助行药力，故药后效如桴鼓。

四、冲任虚寒，瘀血阻滞

案 王某某，女，24岁，面部皮肤变黑1年。于2018年1月19日初诊。

诉1年前无明显诱因，双颊、前额出现少量黑斑，未予重视，后黑斑面积逐渐扩散，颜色变深，故来诊。刻下症见：面部双颊、前额见弥漫性暗褐色斑片，边界欠清，色晦暗；平素月经量少，有血块，痛经。睡眠欠佳。偶有烦躁。舌红。苔薄白，脉弦。

［诊断］黑变病。

［辨证治法］证属冲任虚寒、瘀血阻滞。治宜温经散寒，养血祛瘀。

［处方］温经汤加味：吴茱萸10g，丹皮20g，潞党参30g，桂枝15g，川芎15g，半夏15g，当归20g，麦冬30g，白芍15g，干姜10g，甘草10g，阿胶10g，龙骨20g，牡蛎20g，郁金15g。3剂，每2日1剂，水煎服。院内祛斑面膜粉外敷。

二诊：2018年2月5日，患者经上述治疗后，诉皮疹稍变淡，纳眠可，二便调，皮疹变淡。舌红苔薄白，脉弦。内服方在原方基础上减龙骨、牡蛎，加玫瑰花5g，僵蚕15g。外用方继续予院内祛斑面膜粉外敷。

按语：冲为血海，任主胞胎，二脉皆起于胞宫，循行于少腹，与女性月经关系密切。冲任虚寒，血气凝滞，经脉不畅，出现痛经；瘀血阻滞，血不循经，加之冲任不固，则月经量少。综合以上本案患者辨证为冲任虚寒、瘀血阻滞证。治当温经散寒、祛瘀养血。方中吴茱萸、桂枝温经散寒，通利血脉；当归、川芎活血祛瘀、养血调经；丹皮助诸药活血散瘀；阿胶养血；白芍养血敛阴、柔肝止痛；麦冬养阴清热；潞党参、甘草益气健脾；半夏、干姜辛开散结，通降胃气以助祛瘀调经；龙骨、牡蛎重镇安神助眠；郁金活血化瘀、解郁清心。二诊时睡眠稍有改善，去龙骨、牡蛎加玫瑰花、僵蚕化瘀、祛风、美白。合用云南省中医医院院内祛斑面膜粉加强美白作用。

五、少阴热化

案 许某，女，32岁，面部黑斑3年。于2016年6月14日初诊。

黑变病3年，刻下症见：全面色灰黑如煤，夜间燥热难眠，欲去衣被，心中憋闷不堪，纳眠差。舌红，苔薄黄，脉细数。

［诊断］黑变病。

［辨证治法］证属少阴热化。治宜滋阴降火、交通心肾。

［处方］黄连阿胶汤加减。黄连10g，阿胶10g（烊化），黄芩5g，赤芍5g，玫瑰花5g，合欢皮15g，夜交藤15g，僵蚕15g，冬瓜仁30g，玉竹20g，鸡子黄2枚。6剂，2日1剂，水煎服。

二诊：2016年7月1日。夜间烦躁减轻，眠改善，续服6剂。

三诊：2016年7月15日。诉夜间心绪平和，眠安，面部黑斑明显散开，其间可见正常皮肤，面色较前光亮，月经将至，乳房稍胀，舌脉同前。上方加佛手15g，6剂。

四诊：2016年8月8日，双颧骨黑斑尽去，仅两侧面颊散在少量黑斑，面色明显变亮，继予前方巩固疗效。

按语：《难经·二十四难》云："手少阴气绝，则脉不通，脉不通，则血不流，血不流，是色泽去，故而黑如黧"。《医学纲目》云"肾外证，面黑"。《外科正宗》记载："黧黑斑者，水亏不能制火，血弱不能华肉，以致火燥结成斑黑，色枯不泽"。认为本病责之于肾，肾阴亏虚，肾色外显。肾水不足，无以制约相火，相火偏亢，虚火上炎头面，"灼"伤皮肤，而生黑斑，属少阴热化证。常选用黄连阿胶汤化裁取效。《伤寒论》第303条："少阴病，得之二三日以上，心中烦，不得卧，黄连阿胶汤主之。"少阴肾乃真阴真阳之本，水火之脏，阴虚无以制阳，心火起，前半夜为阴中之阴，阳不入阴，故燥热憋闷难眠。"阳有余，以苦除之"，以芩连泻心火；壮水之主，以制阳光，以赤芍、阿胶、鸡子黄补肾阴；易原方白芍为赤芍入血分，阿胶、鸡子黄血肉有情之品滋补肾阴；合欢皮安五脏，利心志，令人欢乐无忧；夜交藤安神助寐；玫瑰花、玉竹、冬瓜仁是笔者常用美白润肤的角药；僵蚕色白灭黑䵟，令人面色好。

第四节 雀斑

雀斑是发生在面部皮肤上的黄褐色点状色素沉着斑，系常染色体显性遗传。日晒可诱发和加重皮损。雀斑患者大多在3~5岁出现皮损，女性较多。其数目随年龄增长而逐渐增加。好发于面部，特别是鼻部和两颊，可累及颈、肩、手背等暴露部位，非暴露部位无皮疹。损害为浅褐或暗褐色针头大小到绿豆大斑疹，圆形、卵圆形或不规则。散在或群集分布，孤立不融合。无自觉症状。夏季经日晒后皮疹颜色加深、数目增多，冬季则减轻或消失。常有家族史。

血虚寒凝

案 蔡某某，女，21岁，颜面部出现黄褐色斑点17年，加重1年。于2019年1月1日初诊。

患者17年前无明显诱因颜面部出现黄褐色色素斑点，未予重视，未进行任何治疗。1年前因日晒后面部斑点逐渐增多，多次口服中药（具体不详）后未见明显好转，为求进一步治疗来诊。现症见：颜面部出现针尖至米粒大小的黄褐色斑点，对称分布，以颧部及鼻部数目为多，日晒后加重，不痛不痒，四肢不温，偶有胃痛，口中和，纳眠佳，二便调。舌红，苔白，脉细弦。

[诊断] 雀斑。

[辨证治法] 证属血虚寒凝。治宜散寒通脉，温补营血。

[处方] 当归四逆加吴萸生姜汤加味：当归15g，赤芍药15g，桂枝15g，通草5g，北细辛6g，吴茱萸15g，生姜15g，大枣15g，黄芪30g，鸡血藤30g，甘草10g。3剂，2日1剂，水煎服。

[外治] 耳尖放血，双耳穴压豆治疗。

二诊：2019年1月8日。经上述治疗后，患者诉面部斑点颜色变浅，未见新发斑点，纳眠可，二便调。舌淡红，苔薄白，脉弦。治疗有效，守上方加玫瑰花5g，达疏肝解郁之功。

按语： 患者素体气血亏虚，阴寒内盛，沉寒痼冷，寒则血凝，气血不能容养颜面，见面部黄褐色斑点；四肢禀气于胃，经气不至，必因于脾。寒邪易耗伤阳气，阳气外虚，不能温煦四末，故四肢不温；气血不畅，不通则痛，故见胃痛、痛经。当归四逆汤用桂枝汤去生姜，倍用大枣加当归、细辛、通草而成，服之能使阴血充而客寒除，待阳气振则手足温，经脉通而脉气复。方中当归甘温，养血和血，温通血分之寒；桂枝辛温，温通经脉；白芍酸苦，滋阴养血，白芍合桂枝调和营卫，合甘草辛甘化阳；细辛，辛温走窜，通达表里，温散寒凝；通草通行血脉；吴茱萸温暖肝肾，《金镜内台方议》云"吴茱萸能下三阴之逆气"；吴茱萸与生姜配伍，吴茱萸辛烈善降，得姜之温通，用以破除阴气有余，可见吴茱萸温通散寒的能力非常强，多为久病、积寒而设，且吴茱萸走足厥阴肝经，能入肝脉而散肝经之寒凝，达到温肝调肝的效果；甘草补中健脾，利血气通脉，解百药毒，且可防桂枝、细辛、吴茱萸燥烈太过而伤阴；加黄芪、鸡血藤补气补血，全方配伍，散寒通脉，温补营血，气血通畅，濡养面部，斑点可除。二诊时，患者面部斑点颜色变浅，未见新发斑点，女子以肝为本，肝气易滞，继守上方加玫瑰花，归肝经，意在疏肝理气解郁，气畅则血行，临床效果显著。

第十章　遗传代谢性皮肤病及皮肤肿瘤

第一节　鱼鳞病

鱼鳞病是一组遗传性角化障碍性皮肤疾病。多在儿童时发病，主要表现为四肢伸侧或躯干部皮肤干燥、粗糙，伴有菱形或多角形鳞屑，外观如鱼鳞状或蛇皮状。寒冷干燥季节加重，温暖潮湿季节缓解，易复发。中医称为"蛇皮癣"。

气虚血瘀

案　字某，男，6岁，因四肢皮肤干燥、鳞屑4年，于2018年6月3日复诊。

患者4年前无明显诱因，四肢皮肤干燥、伴菱形或多角形鳞屑，外观如鱼鳞状，无明显痒痛，未系统诊治，自行涂擦药膏（具体不详），症状缓解不明显，曾于两次来求诊，予中药内服、外洗后，症状缓解明显。后无明显诱因再发遂来复诊，四肢皮肤干燥伴菱形或多角形鳞屑，外观如鱼鳞状，无畏风怕冷，无汗，纳一般，眠可，二便调，舌质红，苔花剥，脉细弦。

[诊断] 鱼鳞病。

[辨证治法] 证属气虚血瘀。治宜益气活血，健脾散结。

[处方] 补阳还五汤加减：黄芪20g，赤芍15g，川芎10g，当归5g，桃仁5g，红花5g，麻黄5g，海藻10g，甘草5g，玄参15g，鸡内金5g。3剂内服，2日1剂。

[外治] 院内外2号方加减：藿香30g，香薷30g，茵陈30g，透骨草30g，苦杏仁30g，桃仁30g，石榴皮30g，白及10g，车前子30g，乌梅15g，儿茶15g。7剂外洗，每日2次。同时外擦院内黄金万红膏，每日2次。

二诊： 2018年6月14日。患者诉经上述治疗后，症状明显好转，遂未来复诊。现皮疹复发如前，干燥脱屑甚，纳转佳，眠可，二便正常。舌淡红苔薄白，脉细弦。治以养血祛风，润燥散结。

[处方] 养血润肤汤加减：天冬10g，麦冬10g，生地黄15g，牡丹皮10g，赤芍15g，白芍15g，柏子仁10g，酸枣仁10g，黄芪15g，白蒺藜15g，乌梢蛇10g，蜈蚣1条，制何首乌10g，海藻10g，甘草5g。7剂内服，2日1剂。外治同初诊。

三诊： 2018年7月15日。患者诉经治疗后症状明显好转，今再发复诊，舌红，苔花剥，脉细弦。治以活血化瘀，祛风散结。

［**处方**］桂枝茯苓丸加减：桂枝15g，茯苓20g，桃仁10g，牡丹皮10g，赤芍15g，黄芪20g，麻黄5g，红花5g，乌梢蛇10g，海藻10g，甘草5g。7剂内服，2日1剂。

［**外治**］同初诊。

按语：笔者认为蛇皮癣多因先天禀赋不足，肝肾精血亏虚，不能荣养肌肤，化燥生风而致；或禀赋不足，阴血亏虚，气血运行不畅，脉络瘀阻，新血难生而致。《诸病源候论·蛇皮候》中说："蛇皮者，由风邪客于腠理也。人腠理受于风，则闭密，使血气涩浊，不能荣润，皮肤斑剥，其状如蛇鳞"。故治疗宜益气散瘀，荣肌润肤，清热解毒为主。该患儿缘由禀赋不足，气血虚弱，经脉不畅，皮肤失于精血濡养而肌肤甲错，故予三诊均予黄芪、赤芍、海藻、甘草等益气活血散结之品，使气血冲和、经脉通畅，精血丰调濡养肌肤而愈。

第二节　皮肤淀粉样变

皮肤淀粉样变是指淀粉样蛋白沉积于正常皮肤中而部累及其他器官的一种慢性皮肤病。发病原因不完全清楚，淀粉样蛋白沉积于真皮乳头层而发病。根据临床特点可分为多种类型。淀粉样蛋白是一种球蛋白和黏多糖的复合物，由于其化学反应类似淀粉（如与碘反应）故名，但实际与淀粉无关。本病一般分为原发性和继发性。前者淀粉样蛋白主要沉积在间质组织，又可分为局限性及系统性。后者常继发于慢性炎症性疾患如结核病、类风湿关节炎、骨髓炎等。

阳虚寒凝，瘀血阻滞

案　申某，女，44岁，双侧小腿外侧、背部可见密集丘疹，片状分布，继发散在结节，伴剧烈瘙痒20余年，于2015年6月5日就诊。

患者20余年前于某县人民医院就诊，诊断为神经性皮炎，外用皮炎平，无明显缓解，且导致色素沉着。后自行使用苗药"黄皮肤"，痒减但皮损无好转。经多方诊治无效，皮损逐渐扩大，偶感左侧踝关节疼痛，现为求进一步中医药治疗，遂至我科门诊就诊。刻下症见：双侧小腿外侧、背部密集粟粒样丘疹，直径2~5mm，质硬，片状分布，皮肤呈褐红色，有色素沉着，表面粗糙，皮肤肥厚，继发有1~3cm结节样损害百余个，剧烈瘙痒，精神压力增大时皮损及瘙痒加重，伴口干，口唇青紫，舌暗，苔薄黄，脉细弦。

［**诊断**］皮肤淀粉样变，继发性结节性痒疹。

［**辨证治法**］证属阳虚寒凝，瘀血阻滞。治宜温经散寒，活血化瘀。

［**处方**］温经汤加味：吴茱萸15g，桂枝10g，干姜10g，丹皮15g，当归15g，川芎15g，赤芍30g，麦门冬30g，法半夏15g，潞党参30g，阿胶10g，生甘草10g，加贯众30g，牡蛎30g，天花粉30g，昆明山海棠15g，3剂，日服2次，2日

1剂。

[外治] 外用肤痔清软膏，每日2次。

二诊： 2015年6月12日。诉瘙痒较前缓解，口干减，效不更方，3剂。

三诊： 2015年7月2日。皮损明显好转，肥厚的皮肤逐渐软化、变薄，瘙痒明显减轻，继续守上方3剂巩固疗效。

按语： 温经汤出自《金匮要略·妇人杂病脉证并治》，临床上主要用于治疗妇人冲任失调，胞宫受寒而致瘀滞的崩漏下血、不育不孕、月经不调等。具有温经散寒、养血祛瘀的作用。《内经》"天气温和，则经水安静"，使用温经汤重气血辨治，抓准"虚、寒、瘀"的主要病机。该患者病程长，皮损色暗，口唇青紫，舌暗，当知邪入于脉，寒则血凝泣，瘀久化热，则烦热唇干，辨本病为本虚标实，虚实寒热错杂；温经汤为温、清、消、补于一体，温中寓通，温经散寒，活血化瘀，使瘀血祛而新血生。因患者继发有结节样损害，加入贯众、生牡蛎化瘀解毒，软坚散结，再加天花粉生津解毒止痒，昆明山海棠祛瘀通络止痒。

第三节　神经纤维瘤

神经纤维瘤病为常染色体显性遗传病，是基因缺陷使神经嵴细胞发育异常导致多系统损害。根据临床表现和基因定位分为神经纤维瘤病Ⅰ型（NFⅠ）和Ⅱ型（NFⅡ）。主要特征为皮肤牛奶咖啡斑和周围神经多发性神经纤维瘤，外显率高，基因位于染色体17q11.2。患病率为10万人约3人患此病；NFⅡ又称中枢神经纤维瘤或双侧听神经瘤病，基因位于染色体22q。

寒凝痰滞

案　黄某某，男，14岁，面部起瘤伴咖啡色斑疹4年，于2018年8月24日初诊。

患者4年前无明显诱因，面部起瘤伴有咖啡色斑疹，未予明确诊断及治疗，现瘤逐渐增多，为求进一步中医治疗，今日来诊。刻下症见：面部起瘤呈大小不等、柔软半球形肿瘤、无痒痛；伴有咖啡色斑疹，压之不褪色、边界清楚，纳眠尚可，二便调。舌淡红，苔白厚腻，脉滑。

[诊断] 神经纤维瘤，咖啡斑。

[辨证治法] 证属寒凝痰滞。治宜温阳散寒，化痰通滞。

[处方] 阳和汤加减：鹿角霜15g，麻黄15g，熟地黄30g，肉桂10g，白芥子10g，海藻15g，甘草10g，贯众30g，皂角刺20g，陈皮15g，蜈蚣2条。3剂，每2日1剂，水煎服。

二诊： 2018年9月30日。患者经上述治疗后，面部瘤及色斑明显消退，舌淡红苔薄白，脉滑。继续守前方7剂，陈皮加量至20g。

三诊：2018年11月19日。患者诉病情好转一半，咽红，舌淡白，苔薄白，脉细弦，继守前方7剂，加泽兰15g。

四诊：2019年1月18日。病情已痊愈，舌红苔薄白，脉细，效不更方7剂。

按语：本例患者内因寒湿之邪，日久造成气滞血瘀痰阻，经络阻隔，寒湿不化，浸渍于肌肤，面部起瘤伴咖啡色素沉着斑块，治以温阳散寒，化痰通滞，故选用阳和汤。阳和汤出自《外科证治全生集》，方中重用熟地黄，味甘性温，入肝、肾之经，温补营血，填精补髓；鹿角霜味甘咸性温，入肝、肾之经，温肾阳，益精血。二药合用，温阳补血，共为君药。肉桂辛热，入血分，温阳散寒，温通血脉，为臣药。白芥子辛温，可达皮里膜外，温化寒痰，通络散结；少量麻黄，辛温达表，宣通毛窍，开肌腠，散寒凝，破癥坚结聚，合为佐药。精选海藻玉壶汤中海藻、甘草同用，用于治疗一切毒结痰凝证，如皮脂腺瘤、多发性脂肪瘤等，即毒副作用之有无取决于海藻与甘草之比例上，一般海藻∶甘草大于或等于1.5∶1，即是安全剂量，"有是病，用是药。"然还须"中病即止"。皂角刺化痰散结，《本草求真》论贯众"制三黄、化五金、伏钟乳"，有软坚化滞之功以消结节；陈皮祛湿化痰；妙用蜈蚣，《医学衷中参西录·蜈蚣解》"蜈蚣走窜之力最速，内而脏腑，外而经络，凡气血凝集之处皆能开之。性有微毒而专善解毒，凡一切疮疡诸毒皆能消之。"

第四节　汗孔角化症

汗孔角化症是一种少见的遗传性角化性皮肤病。临床上以边缘堤状隆起，中央处皮肤轻度萎缩为特征，往往无自觉症状，多见于男性。一般在幼年时发病，但也有到成年以后才发病。本病病程缓慢，皮损可长期存在，很难痊愈。中医学文献中无相应病名记载。中医从其临床表现的特点，将其称为"鸟啄疮"。

痰热互结

案　蒋某某，男，10岁，于2019年1月11日初诊。

颜面散在灰褐色环形角化斑片9年余。患者9年前无诱因颜面部出现点状灰褐色斑，无自觉症状，家长未重视，后逐渐增多扩大，形成米粒至绿豆大小灰褐色环形角化斑片，皮损略感粗糙，无自觉症状，遂来就诊。刻下症见：颜面散在米粒至绿豆大小灰褐色环形角化斑片，无痒痛，无口干苦，纳眠可，二便调。舌尖红甚，苔薄白，脉弦。

[**诊断**] 汗孔角化症。

[**辨证治法**] 证属痰热互结。治宜清热化痰，软坚散结。

[处方] 导赤散合海甘散加减：海藻15g，甘草10g，赤芍20g，当归10g，贯众20g，川木通10g，生地黄20g，竹叶5g，蜈蚣2条。3剂，每2日1剂，水煎服。

二诊：2019年1月21日。经上述治疗，患者诉皮疹变浅、变淡，服药后无不适，纳眠可，二便调，舌红，苔白厚腻，脉弦。治疗有效，效不更方，继服7剂。

三诊：1个月之后皮疹消退明显，未再复诊。

按语：该患者素体热盛，脾胃不和，脾失健运，痰浊内生，痰热互结于上焦，阻于肌肤所致。海甘散是全国名老中医刘复兴教授的自拟验方，化痰祛瘀，独擅其功；导赤散擅清上焦之湿火，加之蜈蚣攻毒散结。诸药合用，有清热化痰，软坚散结之功。痰热得清，坚积得散，内外条达，则皮疹消失。

第五节　汗管瘤

汗管瘤为表皮内小汗腺导管的一种腺瘤，组织化学研究证明汗管瘤含典型小汗腺起源的磷酸化酶和水解酶，是一种向末端汗管分化的汗腺良性肿瘤。患者多为女性（也有部分男性），女性常在妊娠期、月经前期或使用或服用女性激素时皮疹增大。部分患者有家族史，以常染色体显性遗传方式遗传。病损好发于面部，尤其是眼睑及颊部，以硬韧的小丘疹为主要表现。很少自行消退，但不恶变，可不治疗。除了好发于下眼睑及颊部，身体其他部位有时也可出现汗管瘤。常见的部位有：颈侧面、胸部尤其是前胸上部，少见的部位包括腰、背、上臂、大腿、生殖器等部位。汗管瘤一般情况下，无痛痒不适。但若患者处在高温高热的环境，出汗或日晒时则可以有烧灼感或刺痒感。

阳虚寒凝

案　杨某，女，24岁，因"眼睑周围起丘疹3年"于2018年6月29日就诊。皮肤专科检查：双侧眼睑周围见淡黄色半球形丘疹，直径1~3mm，密集而不融合，舌淡苔白，脉细。

[诊断] 汗管瘤。

[辨证治法] 证属阳虚寒凝。治宜温阳补血，散寒通滞。

[处方] 阳和汤加味：熟地黄30g，肉桂15g，鹿角胶30g，干姜20g，麻黄15g，白芥子10g，海藻15g，甘草10g，白芷10g，黄芪30g，蝉蜕5g。3剂，每2日1剂，水煎服。

二诊：2018年7月6日。症如前，患者经至，在上方基础上去白芷，加牡丹皮15g，益母草15g，以调经活血，继服4剂。

三诊：2018年7月16日。本次治疗后，患者眼睑周围丘疹变小，守方续服7剂。

四诊：2018年7月31日。经治疗后，患者睑周丘疹明显变小，守方续服7剂后，未再复发。

按语：《黄帝内经》有"阳化气，阴成形"之说，张景岳亦认为"阳动而散，故化气；阴静而凝，故成形"，故本案用温阳之法，使有形之阴邪化为无形之阳气，故服药后皮疹变小。张秉成曰："夫痈疽流注之属于阴寒者，人皆知用温散之法矣。然痰凝血滞之证，若正气充足者，自可运行无阻，所谓邪之所凑，其气必虚，故其所虚之处，即受邪之处。"阳和汤以熟地大补阴血之药为君；以鹿角胶有形精血之属，以赞助之；以干姜之温中散寒、能入血分者，引领熟地、鹿胶直入其地，以成其功；白芥子能去皮里膜外之痰，桂枝入营，麻黄达卫，共成解散之勋，以宣熟地、鹿角胶之滞。同时在阳和汤基础上加上特殊药对——海藻、甘草化痰散结，加白芷开玄府达表，加黄芪脱毒生新，加蝉蜕祛风通络。二诊时患者月经至，因人因时制宜，加益母草、牡丹皮调经活血。三诊、四诊，患者皮疹变小，收效良好，效不更方，守方继服。"病皆与方相应，乃服之"，方药、方机相应是临床用方的捷径。

第十一章　疑难杂病

第一节　皮肤感觉异常

湿热下注，湿重于热

案　王某某，男，82岁，患者全身皮肤蚁行感、瘙痒2年，加重伴灼热1周。于2016年4月10日初诊。

患者2年前因脑梗入院治疗（住院期间予以常规治疗脑梗药物，具体不详），经系统治疗后，患者身体好转，脑梗基本痊愈，生活能够自理，但出现全身皮肤蚁行感。遂到某医院皮肤科治疗，诊断为皮肤感觉异常，予以复方甘草酸甘片、胸腺肽肠溶片、盐酸左西替利嗪片口服，肌注斯奇康，外擦曲安奈得益康乳膏，经治疗后有轻微缓解，但不明原因反复发作，遂到在社区医院及各中医诊所治疗（具体用药不详），好转不明显。为求进一步中医诊疗，遂至我科门诊就诊。刻下症见：全身皮肤稍偏干燥，明显抓痕、少量血痂。纳眠可，无口干口苦，大便干，3~4日一行，小便正常。舌淡，苔白腻，脉细数。

［诊断］皮肤感觉异常；皮肤瘙痒症。

［辨证治法］证属湿热下注，湿重于热。治宜清热利湿，养血祛风。

［处方］三仁汤加减：白蔻仁10g，苦杏仁15g，生苡仁30g，法半夏15g，炒厚朴15g，淡竹叶10g，川木通10g，滑石（包煎）20g，白鲜皮30g，地肤子30g，秦艽15g，蜈蚣2条，乌梢蛇10g。

煎服方法：冷水泡药1小时，小火煮开5~10分钟，饭后半小时服用，每次服150ml，3剂，2日1剂，每日2次。

二诊：2016年4月18日。经上述治疗，皮肤蚁行感和瘙痒均有减轻，大便仍然干燥，2日一行，舌质淡，苔白滑，脉弦数，患者标象渐去，气血亏虚之本渐显，法当调理气血。

［处方］当归饮子加减：当归15g，生黄芪60g，生地30g，川芎15g，赤芍30g，制何首乌30g，白蒺藜30g，荆芥15g，防风15g，白鲜皮30g，地肤子30g，秦艽15g，蜈蚣2条，乌梢蛇10g，7剂内服。

三诊：2016年5月1日。患者偶感瘙痒，夜间皮肤蚁行明显，轻微灼热感，大便正常，舌质淡红，苔薄白，脉微数。予黄芪桂枝五物汤加减以益气养血，活血通痹。

[处方] 黄芪30g，桂枝15g，芍药15g，生姜15g，大枣15g，冬瓜仁30g，千里光30g，昆明山海棠15g，蜈蚣2条，乌梢蛇10g，7剂内服。

按语：本案据患者舌脉象，可知本病以湿邪为标，血虚风燥为本。故当急则治标，缓则治本，先除湿热之邪，后祛风养血，活血通痹。三仁汤用白蔻仁、杏仁、生苡仁健脾利湿，淡竹叶、川木通、滑石清热利小便，使邪气得出。疾病后期，湿邪已除，当治其本，"治风先治血，血行风自灭"故选用养血祛风的当归饮子，并重用黄芪补气生血，加入地肤子、白鲜皮、秦艽等加强祛风止痒之效。笔者善用虫类药物蜈蚣、乌梢蛇，祛风通络，内走脏腑，外达肌肤，透骨搜风，达祛风止痒之效，并引药达肌肤病所。治疗后期瘙痒减轻，大小便正常，皮肤蚁行及轻微灼热感。因患者年老气虚血滞，素体营卫不足，外加湿邪已除，风邪未清，故以黄芪桂枝五物汤加减以益气养血，活血通痹。方中黄芪甘温益气，桂枝散风寒而温经通痹，两者配伍，益气养血，活血通经。芍药养血和营而通痹；生姜疏散风邪；大枣养血益气；千里光与昆明山海棠清热祛风，活血散瘀；蜈蚣、乌梢蛇祛风湿，通经络，走窜作用较强，疏经通络，调气养血。纵观全方，益气养血，活血通痹，清热祛风，活血散瘀以治疗皮肤感觉异常，灼热不适。该例患者方随法出，药随证转，真正体现证异则治异，效亦更方的原则。皮肤感觉异常与皮肤瘙痒症是皮肤科临床常见疾病，多见于老年人及慢性消耗性疾病患者，病程较长，给患者身心带来巨大痛苦，治疗多以祛风养血为治疗之法，应辨别疾病标本，急则治标，缓则治本，方能收到良效。

第二节　颌下淋巴结肿大

一、气滞痰凝

案　王某，女，20岁，颌下淋巴结肿大3年。于2018年6月19日初诊。

患者3年前无明显诱因发现颌下淋巴结肿大，无痒、痛等异常感觉，后逐渐增大至蚕豆大小，期间求治于各医院，予外擦药膏（具体不详）肿块无消减。平素月经量少，夹小血块。今日到我科就诊，刻下症见：颌下淋巴结肿大，蚕豆大小，无痒、痛等异常感觉。纳眠可，二便调。舌暗红，苔薄腻，脉弦滑。

[诊断] 颌下淋巴结肿大。

[辨证治法] 证属气滞痰凝。治宜疏肝理气，化痰散结。

[处方] 海甘散加味：海藻15g，甘草10g，玄参30g，昆布15g，川芎15g，夏枯草30g，赤芍30g，贯众30g，当归15g，浙贝母15g，牡蛎30g，柴胡15g，连翘30g。3剂，每2日1剂，水煎服。配合院内黄金万红膏外涂。

二诊：2018年6月26日。肿块消减大半，守上方加郁金15g。继服药3个月，电话随访诉肿块基本消失。

按语： 金代张子和《儒门事亲》中提及：甘草反甘遂、大戟、海藻、芫花。但历代医家也有海藻、甘草相配伍者，因坚积之病，非平和之药所能取效，必令反奇，以成奇功。海甘散是刘复兴教授在历代医家启发下，以海藻、甘草为主药，以治疗气郁、火郁、痰凝等所致病证。诸药合用，化痰散坚，解毒消肿，活血散结。安全取效关键：①海甘散方中，海藻与甘草比为1.5：1；②有是病，用是药，中病即止。中医学术要发展，临床疗效要提高，一方面要传承精华，另一方面要守正创新。

二、少阳阳明合病

案 黄某，女，9岁，颌下淋巴结肿大1周。于2018年5月21日初诊。

患者1周前因食用辛辣刺激食物后出现下颌部淋巴结肿大，伴疼痛。未予特殊处理，今日到我科就诊，症见：下颌部淋巴结肿大，伴疼痛，局部皮温偏高，纳差，欲呕，大便1周1次，小便调。舌红，苔黄，脉弦数。

[**诊断**] 颌下淋巴结肿大。

[**辨证治法**] 证属少阳阳明合病。治宜和解少阳，泻热散结。

[**处方**] 大柴胡汤加减：生柴胡15g，黄芩10g，法半夏10g，干姜10g，酒大黄10g，炒枳实20g，白芍20g，大枣10g，夏枯草10g，贯众20g，昆布10g，海藻10g，甘草5g，僵蚕10g。3剂，每2日1剂，水煎服。

1周后电话随访，患者述其肿痛全消。

按语： 伤寒少阳证治当和解，禁用下法，否则会伤及气血或引邪入里，若兼阳明腑实，则又当下。故治以和解少阳为主，内泻阳明热结为辅。患儿下颌部淋巴结肿大，属足少阳胆经病证，据纳差，欲呕，便秘等症，可知病证已有阳明腑实证。故选和解少阳的小柴胡汤与轻下热结的小承气汤合方加减而成的大柴胡汤治之。方中重用柴胡为君，疏解少阳之邪；臣以黄芩清泻少阳郁热，与柴胡为伍，和解清热，以解少阳之邪，加大黄、枳实泻热通腑，行气破结；芍药缓急止痛；半夏和胃降逆，辛开散结；再加自拟"海甘散"软坚散结。大柴胡汤、小柴胡汤的鉴别在于邪是否入阳明。小柴胡汤专治少阳病，大柴胡汤则治少阳阳明合病。妙在柴胡与大黄，均有推陈致新之效，实乃《神农本草经》魅力之所在。

第三节　脐炎

寒湿瘀阻

案 李某某，女，36岁。发现腹部肿块伴1周。于2017年12月5日初诊。

患者平素嗜食肥甘厚味，1周前因淋雨后出现低热，脐部微肿，未予重视，红肿范围逐渐扩大，疼痛加剧，流黄色脓性分泌物。现症见：脐部囊性包块，皮色发红，疼痛较甚，以跳痛为主，时有黄色浓稠分泌物流出，平素畏寒，感后背发凉。纳眠可，二便调。舌暗红，苔黄腻，脉浮数。专科检查：脐部包块，7cm×6cm大小，皮色暗红，皮温稍高，脐中流黄色脓性分泌物，无味。脐部可扪及一不规则之囊性肿块，推之不移，根盘较大，质中硬，压痛而拒按，腹壁紧张。血常规：白细胞：14.5×10^9/L，中性粒细胞0.84。

［诊断］脐炎。

［辨证治法］证属寒湿瘀阻。治宜温阳除湿，消痈排脓。

［处方］薏苡附子败酱散加味：生薏苡仁60g，制附子配方颗粒15g，败酱草30g，皂角刺15g，蒲公英15g，天花粉15g，茯苓30g，牡丹皮15g，莪术15g，山楂15g，鸡内金5g。3剂，2日1剂，水煎服。

二诊：2017年12月11日。自述疼痛较前减轻，脓性分泌物减少，无发热。舌暗红，苔黄腻，脉细滑。上方续服2周。

三诊：2017年12月25日。自述疼痛已消失，肿块减小至直径2~3cm，无分泌物。

按语：薏苡附子败酱散出自《金匮要略》，原文曰："肠痈之为病，其身甲错，腹皮急，按之濡如肿状，腹无积聚，身无热，脉数，此为肠内有痈脓，薏苡附子败酱散主之。"方中薏苡仁排脓消肿，开壅利肠。轻用附子一方面辛热散结，振奋阳气；另一方面《神农本草经》曰"附子……温中，金创，破癥坚积聚，血瘕，寒湿。"佐以败酱草排脓解毒，散结消肿。在剂量上恐附子助热生火，仅用两分，重用苦寒之败酱以制附子辛热。笔者不囿经方，加皂角刺使未溃脓者能发散，已溃脓者能排脓。蒲公英、天花粉消肿生肌。茯苓加强利湿排脓之功。牡丹皮，除癥坚，祛瘀血。莪术、山楂、鸡内金是张锡纯消一切"癥坚积聚"角药。三诊加上鹿角霜意在疮痈病后期补精生血，益气扶正，以助正气恢复，治病亦治人。

第四节　肠癌术后

胃阴亏损

案　王某，女，81岁，左半结肠低分化腺癌术后1个月。于2018年9月28日初诊。

1个月前因"左半结肠低分化腺癌"于昆明某三甲医院手术治疗，术后大便已通，术口分泌黄绿色脓液不断，予置引流袋引流，经抗炎等治疗后术口仍有脓性分泌物，久不能拔管，经其住院科室主任推荐，遂来就诊。刻下症见：术口引流袋可见黄绿色脓液，口干不欲饮，乏力，纳眠尚可，小便调，大便干而不畅。舌质红绛，苔花剥，脉细数。

[诊断] 左半结肠低分化腺癌术后。

[辨证治法] 证属胃阴亏损。治宜养阴益胃，清热排脓。

[处方] 益胃汤加味：南沙参30g，麦冬30g，玉竹30g，生地黄30g，怀山药30g，仙鹤草30g，桔梗15g，败酱草30g，土茯苓50g。3剂，2日1剂，水煎服。

二诊：2018年10月10日。患者诉经上述治疗后，脓液分泌较前减少，乏力稍改善，纳眠可，小便调，大便仍干而不畅，舌红苔花剥，脉细数。诊断同初诊，考虑患者大便干而不畅。上方加生白术30g，升麻30g，郁李仁15g，以加强益气解毒，润肠通便。3剂内服，2日1剂。

三诊：2018年10月21日。患者诉诸症均有好转，纳眠可，小便调，大便顺畅，舌暗红，苔白根腻，脉细数。诊断同初诊，中药守上方减郁李仁，加麦芽30g以行气健脾。7剂内服，2日1剂。

四诊：2018年11月5日。患者诉引流管已拔出，眼干涩，纳可，易醒，小便调，大便干，2日一行，舌红苔薄黄，脉细弦。诊断同初诊，中药守上方加郁李仁20g。7剂内服，2日1剂。

按语：《温病条辨》："阳明温病，下后汗出，当复其阴，益胃汤主之。"该患者肠蕈日久，加之术后，气阴大损，"人之常气，皆禀于胃"，胃中津液一枯，则脏腑皆失其润泽，故可见口干、乏力、大便干而不畅。舌质红绛，舌苔花剥，脉细数，均为阴液亏损之征象。故予《温病条辨》益胃汤加味，以一派甘寒润泽之品，使之饮入胃中，以复其阴，输精于脾，脾气散精，上输于肺，通调水道，下输膀胱，五经并行，津自生而形自复也。方中重用生白术以通便，是取自徐灵胎《伤寒论类方》云："白术生肠胃之津液。"多用于老年肠燥津亏所致便秘，辅以升麻、郁李仁清热解毒、润肠通便之力更佳。诸药合用，养正则积自消，其病自愈。

第五节　头痛

一、真头痛

（一）风湿热证

案　李某，女，32岁，头痛反复发作6年，再发1个月。

患者曾因痤疮于2018年初~2018年3月在门诊就诊，痤疮愈后因信服余医术，遂于2018年8月26日来诊。诉头痛只在每年7~10月间发作，发无定时，疼痛欲裂，多方求医无效，前来求诊。刻下症见：头痛剧烈，呈撕裂样，双手抱头，精神欠佳，无血管搏动感，无头晕目眩，无恶心呕吐，无口干口苦，纳眠一般，二便尚可，舌红，苔薄黄，脉弦紧。

[诊断] 真头痛

[辨证治法] 证属风湿热。治宜祛风除湿止痛。

[处方] 头风神方加味：土茯苓120g，蔓荆子10g，金银花10g，防风10g，玄参15g，川芎15g，辛夷10g，灯心草5g，炒黑豆15g，天麻10g，绿茶5g。4剂，水煎服，日2次，2日1剂。

[调护] 避风寒，忌辛香、辛辣、腥臭等。

二诊： 2018年9月16日，诉经治疗后，头痛已明显缓解，发作亦减少，但出现入睡困难，纳可，二便调，舌红，苔薄黄，脉弦。诊断同初诊。

守上方，加黄连10g，肉桂10g，予4剂继续治疗。后患者因它病来诊，诉药尽服后，头痛未再发，睡眠亦可。

按语： 头风神方载于明代医学家缪希雍《先醒斋医学广笔记》之《杂证·脑漏》，原方为治疗"脑漏"而设，可治半边头痛。方组成："土茯苓四两（忌铁），金银花三钱，蔓荆子、防风、明天麻各一钱，元参八分，辛夷、川芎各五分，黑豆四十九粒，灯心二十茎，芽茶五钱。"方中土茯苓四两为君，乃方中之最，余十味药总量亦不及其君。重用土茯苓120g何以能止头痛？土茯苓首载于《滇南本草》，气味苦、微涩，性平。治五淋、赤白浊，兼治杨梅疮毒。余国俊教授认为历代中药学著作均未言其治头痛。只于徐灵胎关于"药性专长"的一段妙论中找到一丝启发——"凡药性有专长，此在可解不可解之间，虽圣人亦必试验而后知之"。"但显其形质气味者，可以推测而知，而深藏于性中者，不可以常理求之……药中如此者极多，可以类推"。治头痛者，后人只知辨外感内伤、脏腑经络、性质部位，却不知升清降浊，气机升降。缪仲淳云："脑者诸阳之会，而为髓之海，其位高，其气清。忽下浊者，其变也。"正与《素问·阴阳应象大论》"清气在下，则生飧泄；浊气在上，则生膜胀"相互印证。浊气不降，清阳不升故而头昏头痛。余豁然开朗。尊先贤立方之意，重用土茯苓120g下臭浊之汁，复脑窍清阳；金银花、天麻、蔓荆子、辛夷、防风、川芎清肃上焦，引散邪气；灯心草、绿茶利气血、解毒湿；玄参、黑豆镇坠心火，补养水源以上滋脑窍。诸药合用，共奏化浊利湿，祛风止痛之效。该患者舌红，苔薄黄，脉弦紧，乃风湿热之象，故以原方化浊利湿，祛风止痛。后复诊诉入睡困难，舌红，苔薄黄，脉弦，考虑心肾不交，祝建材认为交泰丸中黄连味苦性寒，入心经，降心火；肉桂味辛性热，入肾经，暖肾水，寒热并用，交通心肾。故合交泰丸，达水火既济，阴阳调和，泰然相安而眠香。

（二）肝热夹风

案 罗某，女，31岁，颜面部黄褐斑1年，加重伴头痛2个月余。

1年前无诱因面部出现黄褐色斑点，以两颧为主，未予重视，2个月前皮疹加重，延及面颊，并出现头部胀痛，遂于2018年9月11日前来就诊。症见：颜面颧骨及面颊部可见黄褐色斑点，呈对称性蝶形分布，边界清楚，伴头部剧烈疼痛，无血管搏动感，无头晕目眩，无恶心呕吐，口苦，纳可，眠一般，二便调，舌红，苔薄黄腻，脉弦滑。

［诊断］蝴蝶斑，真头痛。

［辨证治法］证属肝热夹风证。本着急则治其标的原则，先治其头痛之症。

［处方］头风神方加味：土茯苓120g，蔓荆子10g，金银花10g，防风10g，玄参15g，川芎15g，辛夷10g，灯心草5g，炒黑豆15g，天麻10g，绿茶5g，柴胡15g，龙胆草5g，牡蛎20g。4剂，水煎服，日2次，2日1剂。

［调护］避风寒，忌辛香、辛辣、腥臭等发物及橘子、胡萝卜、海产品、动物内脏等易加深色沉之品。外治予埋线治疗1次以疏通经络，调和气血。

二诊：2018年9月25日。诉头痛服药时可缓解，停药即加重，面部皮疹未见明显改善，口苦好转，纳可，眠一般，二便调，舌红，苔薄黄，脉弦。

继守上方，减柴胡、龙胆草、牡蛎，加玫瑰花5g，冬瓜仁30g，3剂继续治疗。外治同初诊。

服药后患者复诊，诉头痛已未再发作，继续治疗黄褐斑。

按语：患者颜面黄褐斑伴头痛口苦，舌红，苔薄黄，脉弦，乃肝热夹风之象，故引简裕光老中医治肝胆郁热之口苦专方——柴胆牡蛎汤（柴胡、龙胆草、牡蛎）以疏肝达郁，清胆降火。玫瑰花、冬瓜仁是已故国家级名老中医刘复兴教授治疗黄褐斑常用药对，玫瑰花疏肝解郁，和血散瘀；冬瓜仁则去皮肤风，剥黑黯，润肌肤。经方守正示人以规矩，可治大病重症；时方灵动，重在创新，亦不可偏废。

二、偏头痛

风湿夹瘀

案 吕某，女，47岁，右侧偏头痛反复20余年。2019年1月1日初诊。

曾至昆明某三甲西医医院就诊，诊断为血管神经性头痛，予养血清脑颗粒、都梁软胶囊、十五味珊瑚胶囊、天舒胶囊、振源胶囊治疗，效果不显。刻下症见：诉右头部胀痛不适，时作时止，劳累或遇寒热痛甚。右头部胀痛不适，无血管搏动感，无头晕目眩，无恶心呕吐，无口干口苦，纳眠可，二便调，舌暗红，苔薄白，脉弦紧。

［诊断］偏头痛。

［辨证治法］证属风湿夹瘀，治宜活血祛风通络，化浊利湿止痛。

［处方］头风神方加味：土茯苓120g，蔓荆子10g，金银花10g，防风10g，玄参15g，川芎15g，辛夷10g，灯心草5g，炒黑豆15g，天麻10g，绿茶5g，蜈蚣

2条。3剂，水煎服，日2次，2日1剂。

[调护] 避风寒，忌辛香、辛辣、腥臭等。

二诊： 2019年1月13日。诉经上述治疗后，头部胀痛已明显缓解，发作次数减少，纳眠可，二便调，舌暗红，苔薄白，脉弦。效不更方，继予上方3剂巩固治疗。后随访，患者头痛已无再发。

按语： 患者舌暗红，苔薄白，脉弦紧，乃风湿夹瘀之象，加蜈蚣以活血祛风通络，化浊利湿止痛。刘复兴教授认为蜈蚣有消炎解毒之效，对络病患者或疼痛者，定用蜈蚣内服，有较好疗效。陈醋调蜈蚣粉外敷，也可消炎止痛。时方灵巧，与时俱进，在临床上可补经方之不足。

三、左耳内带状疱疹后神经痛并头痛

风湿热证

案 彭某，男，50岁，左耳内带状疱疹后神经痛伴头昏头痛半月余。于2019年3月15日初诊。

患者2019年2月28日因左耳内带状疱疹至云南省某医院皮肤科住院，经治疗后皮疹消退，耳内疼痛明显缓解，偶有刺痛，已无碍，但头昏头痛仍未减轻。出院慕名来诊。诉左耳内带状疱疹后神经痛已明显减轻，偶有针刺样头痛，口角稍歪，头昏头痛，夜间痛甚。刻下症见：头昏头痛，夜间痛甚，无血管搏动感，无头晕目眩，无恶心呕吐，左耳内偶有刺痛，口角稍歪，咽红，无口干口苦，纳可，因夜间疼痛睡眠较差，二便调，舌红，苔黄腻，脉弦滑。

[诊断] 头痛。

[辨证治法] 证属风湿热。治宜祛风除湿，温阳降浊。

[处方] 头风神方加味：土茯苓120g，蔓荆子10g，金银花10g，防风10g，玄参15g，川芎15g，辛夷10g，灯心草5g，炒黑豆15g，天麻10g，绿茶5g，吴茱萸10g。5剂，水煎服，日2次，2日1剂。

[外治] 予双耳尖放血、双耳豆治疗1次以清热泻火，舒筋通络。

[调护] 忌辛辣、腥臭刺激、鸡汤等。后随访，患者头昏头痛已愈，左耳刺痛仍有，至针灸科继续行针灸治疗。

按语： 患者舌红，苔黄腻，脉弦滑，为风湿热证，因苔黄腻，乃浊阴内盛之象，王泰林认为吴茱萸汤中吴茱萸温振肝阳，肝阳振则浊阴自降。故加吴茱萸加强降浊阴之力以降浊利湿，祛风止痛。经方、时方可互补，为更好地造福患者，都需要学习掌握，加以应用。

跋

　　愚不敏，自称凡医，又名若水斋人，于1986年遵父母之命入云南中医学院（现云南中医药大学）学习中医。1991年毕业，入职参加云南省卫生厅扶贫医疗队下基层工作。1992年7月入云南省中医医院工作至今。2011年幸运获得母校硕士研究生导师资格，得英才而教学相长。工作期间，曾到昆明医科大学第一、第二附属医院、上海复旦大学附属华山医院进修西医；又先后师从刘复兴、严继林、孙光荣、禤国维、艾儒棣等诸先生亲炙中医。承蒙医院领导、老师以及同道们的厚爱与帮助，成为第四批全国中医临床优秀人才培养对象，曾获第二届"云南省优秀青年中医"称号、云南省中医医院在职医师门诊人次第一名奖、云南中医学院教学成果一等奖、云南省卫生与计划生育委员会卫生科技成果一等奖、云南省政府科技进步一等奖等。

　　为回报母校的教育，为感谢云南省中医医院的培养，为感恩这个"中医药发展迎来了天时、地利、人和"的伟大时代，有感于中医皮肤科医案的专著较少，明理识证的皮肤病医案亦不多见，我和弟子们从每年诊治的上万人次患者中，总结近年来中医药治疗的40种皮肤病，收集较完整的医案139例，汇报实践中医药的学习成果，集成《皮肤病经方医案存真》，不求齐全，但求真实。本书推崇回归中医经典，非喜泥高古，遵经不化，欲以经方立规范、古为今用；医案回归中医临床，乃科技昌明，皮科渐兴，拟以时方示灵巧、与时俱进。全书贯穿"执经达变，病人为本，同道为师，安全高效"的学术观点，体现"证病兼辨，首辨阴阳，谨守病机，因人制宜，表里同治，针药并施"的临床主线，追求医案"理、法、方、药、量、效、真、益"的统一。希望通过拙著能与中医界师友们交流互鉴、有所裨益，传扬中医药文化与精神，不成祸枣灾梨之累，则幸甚！

　　鉴于我们的学识有限，从事中医药时间不长，对中医药的学习感悟不够，书中难免存在错误与不足，祈盼大家不吝斧正，以利我们更好进步。

欧阳晓勇

二○一九年四月二十日于若水斋